Die Botschaft deines Körpers

Kurt Tepperwein

Die Botschaft deines Körpers

Die Sprache der Organe

Bechtermünz

Genehmigte Lizenzausgabe für Weltbild Verlag GmbH, Augsburg

Einbandgestaltung: MIKE Kommunikation, Michael Arntz, Darmstadt
Gesamtherstellung: Clausen & Bosse, Leck
Printed in Germany
ISBN 3-8289-4879-0

2004 2003 2002 2001

Die letzte Jahreszahl gibt die aktuelle Lizenzausgabe an.

Inhaltsverzeichnis

Vorwort S. 15

Einführung S. 17

Die Ursache jeder Krankheit — Nichtwissen ist eine Schuld — Kann der Körper krank werden? — Was ist Krankheit? — Krankheit als Freund und Helfer — Könnten wir überhaupt auf Krankheit verzichten? — Was heisst eigentlich Heilung? — Was fehlt uns wirklich, wenn wir krank sind? — Auslöser und Ursache einer Krankheit — Wo wird man noch «be-handelt»? — Krankheit als Chance — Seine Gesundheit kann man nicht in Pflege geben — Psychohygiene — Was will mir meine Krankheit sagen? — Das Schicksal als Therapeut — Der Wahrheit ist es gleich, ob sie wissenschaftlich anerkannt ist — Das Symptom als Botschaft — Negatives Denken ist eine Krankheit — Was heisst eigentlich positives Denken? — Erziehung zur Heilung — Der Zusammenhang zwischen Erbanlage und Ernährungsfehlern — Was heisst schon «organisch gesund»? — Im Tagebuch meines Körpers steht meine Lebensgeschichte — Der Körper, ein sichtbarer Ausdruck meines Bewusstseins — Was ist Gesundheit? — Unser Vertrag mit der Natur — Fasten, eine natürliche Therapie — Wer nicht an sich selbst arbeitet, an dem wird gearbeitet — Der «Schlüssel» zur «Sprache» der Symptome — Wer sich keiner Täuschung hingibt, kann nicht «enttäuscht» werden — Die sieben Eskalationsstufen eines Symptoms — Die drei Stufen der Auseinandersetzung mit der Krankheit — Die Bedeutung der rechten und linken Körperhälfte — Körperliche Reaktionen in der Umgangssprache

Die «Sprache» der Organe von A–Z S. 85

Die Augen S. 85

Die Augen als Spiegel der Seele – Die Augenachse – Die Kurzsichtigkeit – Was verursacht Kurzsichtigkeit? – Hilft eine Brille? – Das Augentraining – Die Weitsichtigkeit – Die zwei wesentlichen Ursachen der Weitsichtigkeit – Die Altersweitsichtigkeit – Der Graue Star – Der Grüne Star – Ursachen und Wege zur Heilung – Die Bindehautentzündung – Die Farbenblindheit

Die Bandscheiben S. 99

Die Aufgabe der Bandscheiben – Der geistig-seelische Hintergrund von Bandscheibenproblemen – Was ist zu tun?

Die Bauchspeicheldrüse S. 100

Die zwei wesentlichen Funktionen der Bauchspeicheldrüse – Ursache von Störungen und Wege zur Heilung

Das Bindegewebe S. 101

Das Bindegewebe, Symbol für Halt und Spannkraft – Empfindlichkeiten geistig und körperlich abbauen – Heilung auf allen Ebenen

Die Blase S. 102

Die Aufgabe der Blase – Was bedeutet Bettnässen? – Blasenentzündungen und ihre Bedeutung – Welche Frage muss ich mir stellen?

Das Blut S. 104

Was der Blutdruck sagt – Der niedrige Blutdruck – Der hohe Blutdruck – Der altersbedingte Bluthochdruck – Was hilft? – Die Anämie – Die Eigenschaften der verschiedenen Blutgruppen

Die Bronchien S. 110

Die Aufgabe der Bronchien – Bronchitis und ihre Ursache – Bronchialspasmen, und wie es dazu kommt

Die Brust S. 111

Die Brust als Ausdruck der Weiblichkeit – Brustkrebs – Was bedeutet eine Störung der Brust? – Wie man sie heilt

Der Dickdarm S. 112

Was heisst Verstopfung? – Der Bezug des Dickdarms zum Unbewussten – So finden Sie psychisch wie physisch eine «Lösung»

Der Dünndarm S. 114

Wer Dünndarmkranke und sein «überkritisches Verhalten – Der Bezug des Dünndarms zum Intellekt – Durchfall als Überreaktion

Die Eierstöcke S. 115

Die Aufgabe der Eierstöcke und ihre geistige Bedeutung – Was Probleme mit den Eierstöcken zeigen – Was ist zu tun?

Die Fingernägel S. 116

Die Fingernägel spiegeln die inneren Vorgänge im Organismus wider – Was die einzelnen Zeichen bedeuten

Die Füsse S. 118

Die Aufgaben der Füsse und ihre geistige Bedeutung – Die «notwendigen» Schritte – Die Änderung des «Standpunktes» – Genügend «Stehvermögen» entwickeln

Die Galle S. 119

Wie man Gallenstörungen bekommt – Was der Volksmund dazu sagt? – Gallensteine sind geronnene Agressionen – Die operative Entfernung der Gallenblase und ihre Folgen – Gallensteine viel häufiger bei Frauen

Die Gelenke S. 121

Gelenkprobleme spiegeln wörtlich Fehlhaltungen im Leben wider – Der Volksmund hat es erkannt

Die Geschlechtsorgane S. 122

Wie stehe ich zum anderen Geschlecht? – Prüfen Sie Ihre «Enttäuschungen»

Das Gesicht S. 123

Wo vermeide ich eine notwendige Konfrontation? – Welcher Sache sollte ich ins Gesicht sehen?

Der Hals S. 124

Die geistige Ursache der Angina – Was bedeutet Heiserkeit? – Der «schweigende» Beschwerdeführer

Die Hände S. 125

Das Defizit im Geben oder Nehmen, aber auch im ungenügenden «Vergeben» oder «Übernehmen» – Wo kann oder will ich etwas nicht «begreifen»?

Die Haut S. 126

Die Haut, unser grösstes Kontaktorgan – Die Haut als Projektionsfläche der Niere – Die vielfältigen Funktionen der Haut – Was der Volksmund dazu sagt – Der «dünnhäutige» und der «dickfellige» Mensch – Was sagt mit das, wenn es juckt?

Das Herz S. 130

Das Herz, der Motor unseres Lebens – Das Herz, unser «Gefühlszentrum» – Die zwei Zentren des Menschen: Herz und Gehirn – Zuviel Gehirnfunktion führt zum Herzinfarkt – Die Herzneurose und ihre Bedeutung – Angina pectoris – Der Herzschrittmacher – Welche Fragen sollte ich mir bei Herzbeschwerden stellen?

Die Hüfte S. 133

Die Hüfte und der Fortschritt – Der «unbewegliche» Mensch – Wenn man sich nicht beugen will

Der Kopf S. 134

Der Kopf, die «Haupsache» des Menschen – Die Aufforderung durch das Signal Kopfschmerz

Die Krampfadern S. 135

Es fehlt an Elastizität – Die äusseren Zeichen einer inneren verkrampften Haltung – Mehr Spannkraft

Die Leber S. 136

Die Leber, das Zentrum des körperlichen Stoffwechsels – Die wichtigsten Aufgaben der Leber – Schuldgefühle und Selbstverurteilung führen zu Leberbeschwerden – Die Leber beschwert sich über «Masslosigkeit»

Die Lunge S. 139

Die Lunge, unser «Luftmagen» – Das Lungenemphysem – Die Lunge als Kontaktorgan – Sich mehr «entfalten»

Der Magen S. 141

Die Aufgabe des Magens – Die Verarbeitung der «Eindrücke» – Was der Volksmund dazu sagt – Die Unfähigkeit oder Unwilligkeit, Kritik zu verarbeiten – Die Magengrube, der Sitz der Urteilskraft – Wenn wir «sauer» sind – Was der Magenkranke lernen muss – Umgang mit Aggressionen – Die richtigen Fragen

Der Mund S. 145

Der Mund zeigt unsere Aufgeschlossenheit – Die Bearbeitung des ersten «Eindrucks» – Wenn man den Mund zu voll nimmt

Die Nieren S. 146

Nierenprobleme und Partnerkonflikte – Die Störung der zwischenmenschlichen Beziehungen – Auch Angst belastet die Nieren – Nierensteine und was sie sagen – Die Wanderniere – Was die Schrumpfniere sagt – Die Kunstniere

Die Nerven S. 150

Das zentrale und das vegetative Nervensystem – Die Neuralgie – Der Tic – Die Neuritis

Das Ohr S. 152

Die Weisheit im Volksmund – Hören und «ge-horchen» – Der Hörsturz – Die Schwerhörigkeit – Die Ohrenentzündung

Die Prostata S. 154

Warum fast jeder zweite Mann Prostatabeschwerden bekommt – Die richtigen Fragen stellen

Die Scheide S. 155

Die Bereitschaft und Fähigkeit zur Hingabe – Was ich mich bei Scheidenproblemen fragen sollte

Die Schilddrüse S. 156

Die Über- und die Unterfunktion und ihre Aussagen – Die Alarm- und Krampfbereitschaft – Die Verleugnung von aggressiven oder feindlichen Gefühlen – Die Furcht – Die richtigen Fragen bei Schilddrüsenproblemen

Die Schultern S. 158

Die Schultern als Projektionsfläche für Verantwortung – Wo drückt der Schuh? – Die richtigen Fragen

Der Solar plexus S. 159

Hier ist die Projektionsfläche des Unterbewusstseins – Tägliche Psychohygiene – Wie vermeide ich Seelenmüll

Die Thymusdrüse S. 160

Die Wirbelsäule S. 161

Halt und Haltung – Halsstarrigkeit und Haltlosigkeit – Kreuzschmerzen, ein vielsagendes Symptom

Die Zähne S. 162

Das Symbol des Angreifens und Zupackens – Kauen ist Auseinandersetzung – Das Zahnfleisch – Die dritten Zähne – Das Zähneknirschen

Die Zunge S. 165

Der «Botschafter» der Leber und des Magens – Unsere »Gelüste» und ihre Bedeutung – Der sexuelle Appetit

Das Zwerchfell S. 166

Die Steuerung der Atmung – Die Übertragung des kosmischen Rhythmus auf die physische Ebene – Der höhere Sinn der Atemübung

Der Zwölffingerdarm S. 167

Die Aufgaben – Was passiert, wenn wir Stress, Ärger und Hektik unterdrücken – Wie man Magenbeschwerden und Zwölffingerdarmbeschwerden unterscheiden kann

Sprechen mit den Organen oder dem Körper S. 168

Der Weg zur Gesundheit S. 169

Der erste Schritt – Krankheit und Leid gehören zum Leben, wie der Unterricht zur Schule – Die wichtigsten Heilungshindernisse – Heilung und Meditation – Die ICH-BIN-KRAFT – Wie erreicht man Gesundheit? – Der Körper als Spiegelbild unserers Denkens – Probleme durch falsche Ernährung – Was heisst richtige Ernährung? – Genügend trinken – Wie man 11 Jahre länger lebt
Seite 14

Die natürliche Ernährung S. 177

Lebenskraft und Gesundheit S. 188

Die Botschaft des Körpers erleben S. 199

Literaturverzeichnis S. 203

Vorwort

Bisherige Theorien vom Menschen sahen diesen zweiheitlich, als Körper und Seele/Geist. In dieser Betrachtung des «Rätsels Mensch» verzehrten sich Jahrhunderte von Plato bis heute.

Erst den Vertretern des entwickelnden Schöpfungsgedankens ist es vorbehalten gewesen, den Menschen als Ganzheit im Rahmen der ihn umgebenden Natur und des ihn beeinflussenden Kosmos zu sehen, in einer ganzheitlichen Schau.

Dieses Eingebettetsein des Menschen in Natur und Kosmos, in die Gesamtheit der Schöpfung, lässt das Eigentliche des Menschen besonders hervortreten und eröffnet gleichzeitig Chancen einer andersgearteten Betrachtung menschlichen Lebens und Seins. Menschliche Freiheit und Verantwortungsbewusstsein erhalten hier den wesentlichen Stellenwert. Sie können einerseits Projektionsfläche kosmischer Ordnungsstruktur werden, andererseits aber sich diesem Schöpfungsgedanken versperren.

Wie der Philosoph Charon mit Recht ausführt und die modernen Naturwissenschaften ausweisen, ist die Gesamtinformation bereits im kleinsten Teilchen komplett vorhanden. Gleichzeitig besteht aber für jedes Teilchen die Möglichkeit einer Weiter- und Höherentwicklung, wie auch für den Menschen im Gesamtprozess der Evolution, deren Zielrichtung wir nur erahnen können, deren Endpunkte wir noch nicht kennen.

Jedem Organ kommt dabei die Aufgabe zu, in sich kosmische Ordnung und innere verfestigte Entscheidungs- und Verhaltensstrukturen zu spiegeln — wie in einem Brennglas. In dieser Linse des Organs wird die Drehscheibe der Vermittlung zwischen kosmischer Grundstruktur und individual-menschlichem Verhalten angesprochen.

Sprache als Element menschlichen Miteinanders wird hier verstanden als jene übergreifende Komponente und Verbindungslinie zwischen Kosmos und Einzelwesen bzw. Einzelzelle, Einzelteilchen, Organ, deren Aussagen uns wesentliche Rückschlüsse auf uns selbst ermöglichen können. Wer diese Sprache, diese universelle Ausdrucksweise der Naturgesetze versteht, wird Krankheit nicht länger als unabwendbares Schicksal hinnehmen müssen, sondern wird dadurch in die Lage versetzt, die Konsequenzen zu ziehen, die ihn zu ganzheitlicher Gesundheit zurückführen.

Das vorliegende Buch kann für Sie der Schlüssel zu dieser Sprache sein und letztlich der Schlüssel zum Verständnis der den Dingen innewohnenden Gesetzmässigkeit.

Professor Dr. Hermann Loddenkemper

Einführung

Die Schöpfung ist durchdrungen und getragen von Ordnung wie eine Symphonie. Und wie in einem Orchester trägt jedes einzelne Glied dieser Schöpfung die Verpflichtung zur Einheit in sich. Es ist unsere Aufgabe vom EGO über das SELBST zur EINHEIT zu finden. Ist das Einheitsstreben gestört, entsteht Disharmonie und als äusseres Zeichen davon Krankheit. Krankheit bedeutet in jedem einzelnen Fall Disharmonie.

Da unsere Aufgabe ist, zur Einheit zu streben, muss die Fähigkeit hierzu auch in uns liegen. Das Wort MENSCH gibt uns durch die Weisheit der Sprache wertvolle Hinweise. Das Wort Mensch stammt aus dem

Sanskritwort MENUSCHIA — gesprochen MENSCHIA

Wurzelwort	Man	—	Denken
	Manus	—	Geist
	I a	—	Gesetz

Da der Name immer das Wesen bezeichnet, heisst das hier: «Der denkende Geist, fähig das Gesetz zu erkennen»

Verstossen wir gegen das Gesetz, entsteht Disharmonie und als sichtbares Zeichen hierfür Krankheit. Die Ursache jeder Krankheit liegt stets im Denken. Der Zustand unseres Körpers ist nur die sichtbare Information der Art und Weise unseres Denkens.

Wenn wir in die Welt schauen, sehen wir Unrecht, Krankheit und Leid. Das ist so offensichtlich, dass wir das nicht mehr in Frage stellen. Wenn wir aber die «Wirklichkeit hinter dem Schein» erkennen, sehen wir absolute Gerechtigkeit und Krankheit und Leid nur als Botschaft und natürliche Folge des Missbrauchs der schöpferischen Energie des Menschen. Es gibt keine «Schicksalsverteilungsstelle» – Jeder bekommt, was er verdient!!! Wir alle haben unser Schicksal, tragen es mehr oder weniger geduldig, aber kaum jemand fragt sich einmal, warum er unter diesen Umständen lebt. Was sie verursacht, und ob und wie man sie eventuell ändern könnte. Sobald wir das tun, erkennen wir, unser Schicksal liegt in unserer Hand, und wir haben die Möglichkeit, es in jedem Augenblick zu ändern. Aber nicht im Aussen, mögen wir uns da noch so sehr bemühen, sondern nur in uns. Das Schicksal kann nur dort geändert werden, wo es geschaffen wird, in unserem Denken. Die Umstände zeigen wie ein Spiegel unsere Gedanken. So erkennen wir Krankheit als Segen und Heilung als Aufgabe.

Die Körpersprache ist wohl die meistgesprochene Sprache der Welt, denn unser Körper spricht ständig zu uns, ganz gleich, welche Muttersprache wir sonst sprechen. Und doch sprechen wir diese Sprache kaum noch, obwohl das Verstehen unseres Körpers als uraltes Wissen in uns schlummert und nur darauf wartet, wieder aktiviert zu werden. Erst wenn wir diese Sprache wieder verstehen, können wir die dahinterliegende Lebensaufgabe erkennen und lösen. Denn jede Krankheit ist eine Auf-Gabe und keine Strafe. In ihr ist immer ein Geschenk, eine Gabe verborgen, das Symptom ist dabei nur die Verpackung. Sie ist ein Geschenk von uns selbst an uns selbst und bietet die Möglichkeit, uns einen Schritt näher zu kommen in unserer individuellen Evolution. In der «Schule des Lebens» gehört Krankheit zum Lehrplan, denn durch sie lernen wir den jeweils nächsten Schritt auf dem Weg zu uns selbst zu finden. Und die

Krankheit zwingt uns, diesen Schritt auch zu tun. Voraussetzung ist jedoch, dass wir ihre Botschaft verstehen.

Sobald wir dies wissen, liegt es in unserer Hand, gesund zu bleiben. Die indischen Weisen nannten daher auch «AVIDYA», also Nichtwissen, eine Schuld, weil wir das «Notwendige» nicht tun können, solange wir es nicht wissen. Das gilt besonders für unser wichtigstes Instrument, für unseren Körper.

Überall beklagen sich die Menschen zwar über ihre Krankheiten und verlangen sofortige oder doch schnelle Hilfe durch Medikamente und Behandlungen, lehnen es aber gleichzeitig ab, das einzig Richtige zu tun, nämlich ihr Denken, Fühlen und Handeln zu verändern, weil das unbequem und anstrengend ist. Sie glauben ihre Pflicht erfüllt zu haben, sobald der Arzt bezahlt ist.

Die meisten Menschen glauben noch immer, dass eine Krankheit eine körperliche Störung sei, die den einen eben zufällig trifft und den anderen ebenso zufällig verschont. Krankheit wird aber durch unser Verhalten «notwendig» gemacht und hat nur den einen Sinn, nämlich uns auf ein falsches Verhalten aufmerksam zu machen und uns gleichzeitig zu einer Korrektur des falschen und damit disharmonischen Lebens zu veranlassen und wenn es erforderlich ist, auch zu zwingen. Bis wir das aber verstanden haben, hat uns die Krankheit mitunter schon zerstört.

Wir sind zwar gegen Tierversuche, spielen aber selbst Versuchskaninchen und testen an uns die Wirkung von Nikotin, Alkohol oder sogar Drogen.

Wir müssen daher erkennen, dass wir zunächst in einem viel tieferen Sinne krank sind, bevor wir körperlich erkranken. Das, was wir Krankheit nennen, ist eigentlich schon der Versuch des Organismus, die Harmonie wieder herzustellen, also ein erster Schritt zur Heilung. Das, was wir Krankheit nennen, ist daher auch nicht die eigentliche Krankheit, sondern nur die Information der Krankheit im wahrsten Sinne des Wortes. Die Botschaft von der Störung der Harmonie ist «in die Form gegangen» und wird so zur «Information». Wenn ich aber jemandem etwas schulde, genügt es nicht, seine Mahnung zu beseitigen, um frei von der Schuld zu werden. Ebensowenig genügt es, das Symptom zu beseitigen, weil die Krankheit dadurch ja gar nicht berührt wird. Heilung bedeutet ja zurückzufinden zur Ganzheit, zum «Heilsein», und das kann nur durch eine «wesentliche» Änderung erreicht werden.

Krankheit ist daher nur ein äusserlich sichtbares Zeichen für fehlende Ganzheit, und solange wir die nicht erreicht haben, brauchen wir die Krankheit als Botschaft. Sie ist daher auch nicht unser Feind, sondern unser Freund und Partner, auf den wir nicht verzichten können.

Der menschliche Geist hat grossartige Leistungen vollbracht. Wir haben die höchsten Berge bestiegen und die Tiefen des Meeres erforscht. Wir sind zum Mond gelangt und bauen Computer, die tausendmal schneller denken können, als wir selbst. Wir beherrschen das Grösste wie das Kleinste, nur das Nächste nicht, unseren Körper. Wir haben Atombomben gebaut, mit deren Hilfe wir mehrfach die Welt zerstören könnten, aber wir haben nicht gelernt, sie zu erhalten und vergiften immer mehr unsere Umwelt.

Noch immer sind wir nicht in der Lage, unsere Gesundheit zu erhalten, und unsere Vorstellung von Krankheit gleicht noch immer dem Geisterglauben der primitiven Völker. Die bösen Geister sind nur von den bösen Bakterien und Viren abgelöst worden, die den ahnungslosen und natürlich völlig unschuldigen Menschen befallen.

Ich möchte damit keineswegs die Verdienste der Medizin schmälern. Wir können feststellen, dass besonders in den letzten hundert Jahren auf diesem Gebiet Grossartiges geleistet wurde. Die grossen Volksseuchen sind besiegt, und wir haben für fast jede Krankheit einen oder mehrere Wege der Behandlung gefunden. Die Menschen müssten eigentlich so gesund sein wie noch nie zuvor. Denn noch zu keiner Zeit wurde dem Körper soviel Aufmerksamkeit zuteil, wurde soviel Geld ausgegeben zur Erhaltung und Wiederherstellung der Gesundheit. Der kranke Mensch müsste unter diesen Umständen die grosse Ausnahme sein. Wir alle wissen, dass dem nicht so ist. Noch nie waren die Menschen so krank, wie heute. Wie ist das zu erklären?

Vor allem wohl damit, dass wir bis heute noch immer nicht beachten, was Krankheit eigentlich ist. Nun gibt es Krankheit, solange es Menschen gibt, aber die meisten Menschen betrachten Krankheit als Schicksalsschlag, als Laune der Natur oder Zufall, die den einen trifft und den anderen verschont. Vor allem betrachten sie Krankheit als Störung, die man so schnell wie möglich beseitigen sollte.

Was wir als Krankheit bezeichnen ist jedoch gar nicht die eigentliche Krankheit, sondern nur ihr Symptom, ihr körperlicher Ausdruck. «Krankheit» selbst ist vielmehr eine Disharmonie im Bewusstsein des Menschen, das Heraustreten des Menschen aus einer natürlichen Ordnung – eine Störung des ganzen Menschen und nicht nur seines Körpers. Sie ist gleichzeitig eine Aufforderung, den derzeitigen Weg zu verlassen und die Ordnung wiederherzustellen. Krankheit, aber auch Unfälle sind ein Appell, unser Bewusstsein zu erweitern, unsere Gedankenrichtung zu ändern und unsere Probleme als Aufgaben zu erkennen und zu lösen.

Der tiefere Sinn der Krankheit ist, wieder zur Besinnung zu kommen, wozu uns die Krankheit notfalls zwingt, nach innen, auf die Stimme der Vernunft zu hören, umzukehren, bevor es zu spät ist. Heilung bedeutet demnach nicht, Symptome zum Verschwinden zu bringen, sondern die verlorene Ordnung zu erkennen und wiederherzustellen. Es genügt nicht Pillen oder Spritzen einzusetzen, auch nicht nur Naturheilmittel, wir müssen wieder verstehen, was uns unser Körper sagen will.

Indem wir unser Denken, Fühlen und Handeln in Ordnung bringen, wird sich auch die körperliche Ordnung wieder einstellen. Das mag unbequem sein, aber es ist der einzige Weg zu einer wahren Heilung, die Körper, Seele und Geist umfasst.

Die Voraussetzung dafür ist jedoch, zunächst einmal die Botschaft des Körpers verstehen zu lernen. Denn Krankheit ist nicht unser Feind, sondern unser Freund und der beste «Entwicklungshelfer». Ausserdem ist Krankheit der natürliche Weg gesund zu werden.

Wenn wir über eine Ausweitung der modernen Medizin Krankheit und über eine immer grösser werdende soziale Fürsorge Not und Unglück zu vermeiden suchen, nehmen wir den Betreffenden einen immer grösseren Teil der «notwendigen» Lektionen des Lebens weg und behindern sie in ihrer Entwicklung. Jede physische Heilung ist nur dann berechtigt, wenn sie sich an eine geistig-seelische Wandlung anschliesst, sonst zwingen wir das Schicksal nur, die gleiche Lektion in einer stärkeren Form zu wiederholen, da die erste Lektion nicht zum erwünschten Ergebnis, nämlich einer Änderung des Verhaltens geführt hat.

Der Organismus sagt uns nämlich mit der Krankheit nicht nur, dass wir eine falsche Richtung eingeschlagen haben und den Weg ändern müssen, auf dem wir uns befinden, sondern mit der Art der Symptome zeigt er uns genau, wo es fehlt, und was zu tun ist, um wieder ganz gesund zu werden. Wir brauchen nur seine Sprache zu erlernen. Die «Sprache der Organe» ist einfach und unterliegt immer wiederkehrenden Gesetzmässigkeiten. Sobald wir sie verstehen, liegt es in unserer Hand, die notwendigen Schritte zur Heilung zu tun, oder das Schicksal überantwortet uns der leidvollen Lehre der Erfahrung. Wenn wir aber bereit sind aus der Erkenntnis zu lernen, dann brauchen wir nicht erst krank zu werden, um zu uns selbst zu finden.

Dann erkennen wir auch, dass einen Menschen zu heilen nicht heisst, den alten Zustand wiederherzustellen, – denn schliesslich war der es ja gerade, der die Krankheit notwendig gemacht hat, – sondern Heilung heisst, ihn zur Ganzheit zu führen. Eine wirkliche Heilung führt daher immer zu neuen Erkenntnissen und damit zu einer Erweiterung unseres Bewusstseins. Könnte der Mensch nicht mehr erkranken, wäre dies die denkbar schwerste Krankheit, weil er dann ohne Information über sein falsches Tun wäre und keine Chance hätte, eine Änderung herbeizuführen.

Wir aber versuchen immer «erfolgreicher», die Information über unser falsches Verhalten zu beseitigen, um danach genau so falsch weiterzumachen, und wir beklagen uns bitter, wenn immer neue «Krankheiten» uns zwingen wollen, endlich das Richtige zu tun.

In welchem Stadium sich eine Erkrankung auch befindet, immer steht dahinter ein ungelöstes Problem, die Unfähigkeit oder Unwilligkeit, auf bestimmte Anforderungen des Lebens richtig zu reagieren. Das Symptom macht uns also lediglich auf eine bestimmte geistige Fehleinstellung aufmerksam und fordert zu einer Korrektur auf. Jede Krankheit zeigt, dass wir uns nicht «lebensrichtig» verhalten.

Irgendwann, früher oder später, sucht jeder Mensch Möglichkeiten, das Leben und sich selbst besser zu verstehen. Dabei hat uns das Leben einen wunderbaren Botschafter geschickt, der gern bereit ist, uns alles zu zeigen und zu erklären, allerdings in seiner Sprache. Wir erkennen ihn meist nur nicht, weil er so nahe ist. Es ist unser Körper. Indem wir lernen, ihn zu verstehen, verstehen wir uns selbst, das Leben, die ganze Schöpfung und letztlich Gott!

Unser Körper, dieser wunderbare Botschafter des Lebens, sagt uns nicht nur, wo wir uns nicht lebensgerecht verhalten und was wir falsch machen, er sagt uns stets auch genau, was zu tun ist, um wieder ganz in Harmonie mit dem Leben zu sein. Er schickt uns ständig Botschaften, über die verschiedenen Krankheitssymptome. Der Körper lügt nicht und lässt so etwas für uns sonst Unsichtbares sichtbar werden.

Wenn wir ein Symptom nicht beachten, dann schickt er uns den Schmerz, um uns auf die Botschaft aufmerksam zu machen, und den Tod, wenn wir die Botschaft nicht erkennen wollen.

Über das Universum unseres Körpers spiegelt das Leben jede Wirklichkeit. Dieser wunderbare Botschafter des Lebens, unser Körper, spricht also ständig zu uns. Wir brauchen nur zu lernen, seine Sprache zu verstehen und seine Ratschläge zu befolgen, und wir sind im Einklang mit dem Leben und in Harmonie mit der Schöpfung.

Könnte der Mensch nicht mehr erkranken, wäre das die denkbar schwerste Erkrankung, weil er dann ohne Information über sein falsches Tun wäre und damit ohne «Notwendigkeit», eine Änderung herbeizuführen. Ahnungslos würde er weiter falsche Ursachen setzen, bis es wirklich zu spät wäre. Das Wesen des Menschen würde dadurch von seinem Körper abgekoppelt und ihm die Möglichkeit genommen, durch Erfahrung zu wachsen und zu reifen und sein selbstgeschaffenes Schicksal letztlich zu überwinden.

Einen Menschen zu heilen heisst daher auch nicht, ihm zu helfen, den alten Zustand wieder herzustellen, denn schliesslich war er es ja gerade, der die Krankheit « notwendig » gemacht hat, sondern Heilung heisst, ihn zur Ganzheit zu führen. Der beste Arzt und die teuerste Medizin kann die Heilung nur begünstigen. Was wirklich heilt, ist die Heilkraft der Natur, die zu wirken beginnt, sobald das Hindernis in unserem Verhalten beseitigt ist. Eine wirkliche Heilung führt daher immer zu neuen Erkenntnissen und damit zu einer Erweiterung unseres Bewusstseins.

Der Fehler liegt daher immer im Bewusstsein und wird nur als Symptom auf den Körper projiziert. Früher, als man den Zusammenhang noch kannte, fragte man den Kranken: «Was fehlt Ihnen»? Heute schaut man nur noch auf das Symptom und fragt: «Was haben Sie»?

Das Symptom soll uns also helfen, den Mangel im Bewusstsein zu erkennen – nun, wo er auf eine sichtbare Ebene projiziert wurde – und natürlich zu beseitigen. Krankheit will uns also helfen, vollkommener zu werden, einen Entwicklungsschritt zu tun, und das ist wahre Heilung, denn wir können nur von Heilung sprechen, wenn wir danach vollkommener sind als zuvor.

In meiner Naturheilpraxis musste ich bald erkennen, dass jede Therapie, die nur die äusseren Symptome behandelt, die Menschen nur kranker statt gesünder macht. Bald bricht die unterdrückte Krankheit wieder hervor, meist schwerer, oder wird von einer noch schwereren abgelöst. Dabei geht aber auch die Lebensfreude, der Glaube an den Sinn des Lebens und der Reichtum der Seele verloren. Was übrig bleibt ist ein trauriger Rest dessen, was einmal hätte entstehen sollen.

Heilung, ganz gleich in welcher Form sie erfolgt, ist immer Selbstheilung. Der beste Arzt, das teuerste Medikament kann immer nur diese Selbstheilungskräfte aktivieren. Je intensiver und direkter das geschieht, desto schneller kann die Heilung erfolgen. Dazu muss ich natürlich zuerst einmal klären, warum wurde dieser Mensch, in dieser Form, zu diesem Zeitpunkt krank? Dabei sollte der Therapeut nicht nur die Ursache finden, sondern vor allem die Be-Deutung der Krankheit erkennen. Hierbei kann die Intuition sehr hilfreich sein, wenn sie entwickelt ist.

Die Behandlung kann nur ganzheitlich sein, das heisst die Einheit von Körper, Seele und Geist erfassen, und sollte sich nie gegen eine Krankheit richten (Postbote). Die Behandlung kann auf viele Arten eingeleitet werden: durch ein Gespräch über Ursache und Be-Deutung der Krankheit und den Sinn des Lebens, über Meditation, aber auch über Medikamente, so sie auf biologischem Weg die natürlichen Selbstheilungskräfte des Körpers unterstützen.

Der Körper wählt immer den besten verbliebenen Weg und ist immer dankbar, wenn man ihm den allerbesten Weg, den nach innen, öffnet. Dann kann die Heilung über die Bewusstwerdung und Erkenntnis erfolgen, und er braucht die körperliche Krankheit nicht mehr, braucht den Menschen nicht mehr über ein bestimmtes Symptom zwingen, sich mit einer bestimmten Lebensproblematik auseinanderzusetzen.

Jede Krankheit will immer «heil» machen, indem sie den Körper durch Reinigungsmassnahmen von Giften befreit oder einen grossen seelischen Leidensdruck erzeugt, sodass wir einen Ausweg aus der derzeitigen Situation suchen müssen. Ganz gleich aber, welcher Weg gewählt wird, das Ziel ist immer das gleiche: den Menschen zu sich selbst zu führen. Wie tief wir dabei das Leid erfahren müssen, hängt nur von dem Grad unserer «Einsicht» ab.

Heilung ist immer ein Ganzwerdungsprozess, das heisst, immer ganzer, heiler, mehr ich selbst zu werden. Immer mehr eins werden mit mir, dem Partner, mit allen und allem. Diesen Prozess kann ich behindern, indem ich bewusst oder unbewusst etwas nicht lebe, das ist. Dann wird Krankheit not-wendig. Wenn ich die Lebensenergie nicht oder nicht ganz zulasse, fliessen lasse oder durch Vorstellungen, Ideale, Muster begrenze.

Heilwerden ist der natürliche Ent-wicklungsprozess. Das geschieht durch den Ausdruck der Lebensenergie. Wo immer ich diese blockiere, mache ich Krankheit not-wendig. Krankheit kann aber auch der Weg sein, die benötigte Energie freizusetzen. Unheil ist immer das Heil, das ich ablehne. Alles führt zum Heil, Unheil ist nur meine Ablehnung.

Negative Emotionen und Pessimismus sind viel ungesünder als die Zerstörung der Umwelt.

Deshalb ist es auch die falsche Frage, wenn jemand wissen will, ob ihm dieses Buch hilft, gesund zu werden. Wenn er bereit ist, sein Bewusstsein zu ändern, schon, aber das Buch ist eigentlich nicht für Kranke gedacht, sondern für Menschen, die bereit sind, durch einen Bewusstseinsschritt Krankheit überflüssig zu machen.

Was uns Einsteins Relativitätstheorie und Max Plancks Quantentheorie vor allem lehren, ist die Tatsache, dass hinter der

Sinnenwelt die eigentliche reale Welt existiert, aus der die Ursachen in die Welt der Sinne wirken. Doch Unbekanntes wird meist nicht freudig begrüsst, sondern löst Unsicherheit und Ablehnung aus, und die Menschen weigern sich, die Wirklichkeit wahrzunehmen, um bei ihren vertrauten Ansichten bleiben zu können.

Wir müssen uns doch fragen: Warum werden trotz der Errungenschaften der modernen Medizin mit ihren hochgepriesenen neuen diagnostischen und therapeutischen Möglichkeiten die Kranken nicht weniger, die Therapie nicht einfacher und die «Heilungskosten» immer höher, ohne wirklich Heilung zu erreichen?

Trotz aller Anstrengungen und stetig steigender Ausgaben sterben immer mehr Menschen an Krebs. Die Patienten haben unter der «Behandlung» enorm zu leiden, ohne letztlich wirklich davon zu profitieren.

Das Gebot der Stunde ist daher nicht Therapie, sondern Kausal-Prophylaxe!

Es sind vor allem die ständigen kleinen Verstösse gegen die einfachsten Gesundheitsregeln, die uns krank werden lassen. Würden die Übergewichtigen weniger essen, die Trinker weniger trinken, die Raucher aufhören zu rauchen, die Faulen sich ein bisschen mehr bewegen und alle richtig atmen und positives Denken verinnerlichen, dann könnten wir mehr Leben retten und Krankheiten beseitigen als mit all den teuren Verfahren der heutigen Medizin!

Machen wir uns bewusst, dass jedes Symptom eine Botschaft ist, und dass es nicht sinnvoll sein kann, die Botschaft zu unterdrücken und damit zu vernichten, ohne sie verstanden und befolgt zu haben. Die Botschaft im Symptom zu verstehen und zu befolgen ist der eigentliche Schlüssel zur Heilung.

Von der klareren Botschaft zum klareren Bewusstsein

Stellen Sie sich einmal vor, es gäbe unsere Apparatemedizin nicht und auch keine Medikamente, also auch keine Schmerzmittel und keine Schlaftabletten. Es wäre ein unvorstellbares Chaos. Daraus können wir ersehen, in welcher ständigen Lüge wir leben. Wir bekommen ständig Botschaften, aber weigern uns beharrlich, sie überhaupt zur Kenntnis zu nehmen und noch viel weniger, sie zu befolgen. Mit jeder Symptombehandlung belügen wir uns weiter. Kein Wunder, dass immer mehr Menschen ständig krank sind. Nach einer neueren Meinungsumfrage halten sich 6 % der Deutschen für gesund. Wenn wir einmal davon ausgehen, dass die Hälfte davon die Botschaft über vorhandene Störungen nur nicht wahrnimmt, dann sind es nur 3 %, die wirklich gesund sind. Ein erschreckendes Ergebnis und dabei völlig unnötig.

Da wird das Wort von Voltaire wieder aktuell:

Ärzte schütten Medikamente, von denen sie wenig wissen, zur Heilung von Krankheiten, von denen sie noch weniger wissen in den Menschen hinein, von dem sie gar nichts wissen!!!

Dabei bekommen wir ständig Botschaften. Nicht nur die Botschaft des Körpers über die Sprache der Symptome, sondern auch über die Lebensumstände. Im Grunde ist alles, was mir widerfährt, eine Botschaft, denn alles spiegelt mein Sosein wider und fordert mich auf, im Ein-Klang mit mir zu leben (trotz Angst, Stress, Schuldgefühlen und/oder Neid).

Für die meisten Menschen ist Krankheit nur eine Störung, die sie so schnell wie möglich beseitigen wollen, um danach genauso falsch weiterzumachen.

Damit wird «Nachhilfeunterricht» geradezu unvermeidlich.

Wir neigen dazu, in einer schwierigen Situation unsere Anstrengungen zu vergrössern — aber in die vertraute Richtung. Also mehr oder stärkere Medikamente zu nehmen, notfalls operieren zu lassen, anstatt das «Notwendige» zu tun. Dieses Verhalten hat sich ja auch scheinbar bei der Bekämpfung von Infektionskrankheiten bewährt. Heute aber herrschen ganz andere Krankheitsformen vor, die wir noch immer mit den Methoden von gestern zu bekämpfen suchen, ohne jedoch wirklich eine Lösung zu finden.

Für viele Krankheitsformen haben wir überhaupt noch keine Behandlung oder nur Verlegenheitslösungen gefunden. So gibt es seit 25 Jahren keinen Behandlungsfortschritt bei Krebs, dabei stehen Krebserkrankungen an zweiter Stelle in der Aufstellung der häufigsten Todesursachen in der westlichen Welt.

Es gibt kein Medikament, mit dem eine Leberzirrhose erfolgreich behandelt werden könnte, und wir sind nicht in der Lage, eine Arterienverkalkung (Arteriosklerose) aufzuhalten, noch viel weniger, sie rückgängig zu machen, obwohl es sich hierbei um die häufigste Ursache von Herzinfarkt, Schlaganfall und Durchblutungsstörungen handelt.

Aber auch die chronische Bronchitis nimmt immer weiter zu und damit auch die Zahl der Menschen, die an Erkrankungen der Atmungsorgane sterben. Und auch die Rheumatiker hoffen bisher vergebens auf eine wirkungsvolle Therapie.

Aber selbst wenn wir einmal die Wirkung der Antibiotika anschauen, die bei der Bekämpfung von Viren und Bakterien scheinbar zunächst zu beeindruckenden Ergebnissen führen, erkennen wir, dass dadurch gerade die Immunreaktion des Patienten geschwächt wird. Ausserdem entstehen nach einiger Zeit resistente Formen von Krankheitserregern, die «stärkere» Medikamente erfordern, die das Immunsystem noch mehr schwächen.

Letztlich führt so die Abwehr zu einer Schwächung und damit Schädigung, ohne das Problem wirklich zu lösen. Vor allem aber wird unser Immunsystem nicht mehr gefordert und damit trainiert, so dass wir immer schwächer werden. So wird die enorme Zunahme der chronischen und degenerativen Erkrankungen in der heutigen Zeit verständlicher. Gerade damit aber hat die heutige Medizin keine grossen Erfolge aufzuweisen.

Eine andere Schwachstelle ist die Beziehung zwischen Arzt und Patient. Der Arzt hat kaum noch Zeit, etwas von dem Menschen, der betroffen ist, zu erfahren, und auch eine Be«handlung» findet kaum noch statt. Der Mensch fühlt sich ohne menschliche Hilfe den Apparaten und Diagnosecomputern ausgeliefert — er fühlt sich allein gelassen. Gerade da aber liegt die Chance, nämlich selbst etwas Wesentliches für sich zu tun: die wirklichen Zusammenhänge zu erkennen und die erforderlichen Konsequenzen daraus zu ziehen.

Denn Krankheit ist eine Chance und keine Verurteilung. Ergreife ich die Chance nicht, weil ich die Aufgabe gar nicht erkenne, zwinge ich das Schicksal nur, eine Wiederholung in entsprechend deutlicherer Form vorzunehmen. Dass das Symptom etwas Besonderes ist, erkenne ich auch daran, dass niemand in der Lage ist, ein solches Symptom willentlich zu erzeugen. Erzeugen Sie doch einmal eine Lungenentzündung oder eine Lähmung! Das geht nur auf dem Umweg, die entsprechenden Voraussetzungen zu schaffen. Das aber tun wir aus Unkenntnis leider sehr häufig. Wir setzen Ursachen für absolut unerwünschte Wirkungen — weil wir nicht wissen, was wir tun.

Nur etwa 30 Prozent der körperlichen Beeinträchtigungen sind «schicksalsbedingt», das heisst, als Lektion notwendig gemacht von uns. Die restlichen 70 Prozent verursachen wir aus Unwissenheit, Gedankenlosigkeit und Bequemlichkeit.

Ein Reporter interviewte drei sehr alte Männer und befragte sie nach dem Geheimnis ihres Altwerdens.

Der erste sagte: «Ich habe stets hart gearbeitet und jeden Tag in Ruhe ein Pfeifchen geraucht und ab und zu ein Schnäpschen getrunken.»

Der zweite sagte: «Ich habe immer mässig gegessen und regelmässig Sport getrieben, bis heute.»

«Und wie alt sind Sie?», fragte der Reporter.

«Ich bin 99!»

Der Reporter fragte den Mann, der am ältesten aussah:

«Was ist das Geheimnis Ihres Alters?»

Dieser sagte: «Ich bin Kettenraucher und habe noch nie Sport getrieben – ich hasse Bewegung und alle Gesundheitsregeln.»

«Und wie alt sind Sie?», fragte der Reporter.

«Ich bin 46!»

«Wer dauernd Unüberhörbares überhört und Unübersehbares übersieht, der darf sich nicht wundern, wenn ihm eines Tages Hören und Sehen vergeht.»

Wann werden wir erkennen, dass die Krankheit für uns lediglich das tut, was für uns selbst zu tun wir uns weigern?

Dabei halten sich die meisten Menschen für gesund, solange sie bei sich keine körperlichen Krankheitssymptome entdekken, und die Ärzte teilen diese Ansicht, wenn die Testwerte sich im Normalbereich befinden. Doch ist es bereits ein Ausdruck einer beginnenden Störung, wenn wir nervös und angespannt sind, wenn wir zuviel rauchen oder trinken, wenn wir uns falsch ernähren und zuwenig bewegen, wenn wir uns nicht mehr richtig am Leben erfreuen oder deprimiert sind oder sogar im Leben keinen Sinn mehr erkennen können.

Aber auch schon, wenn wir «nur» gelangweilt, unzufrieden oder ängstlich sind, zeigt dies, dass wesentliche Bedürfnisse nicht mehr ausreichend befriedigt werden, was irgendwann zu einem körperlichen Symptom führt. Besser ist es, den Mangel gleich zu erkennen und zu beseitigen. Dabei liegt der Mangel in Wirklichkeit nie aussen, sondern immer in uns, in unserer Einstellung zu den Dingen.

Menschen mit sogenannten «psychosomatischen» Erkrankungen neigen aber dazu, gerade diese Wahrnehmungen zu ignorieren. Sie können oder wollen diese ersten Signale des Körpers nicht verstehen und zwingen damit den Organismus zu einer «deutlicheren» Information.

In welchem Stadium sich eine Erkrankung auch befindet — immer steht dahinter ein ungelöstes Problem, die Unfähigkeit oder Unwilligkeit, auf bestimmte Anforderungen des Lebens richtig zu reagieren. Das Symptom macht uns also lediglich auf eine bestimmte geistige Fehleinstellung aufmerksam und fordert zu einer Korrektur auf. Jede Krankheit zeigt, dass wir uns nicht «lebensrichtig» verhalten, dass unser Verhalten eine falsche Antwort auf das Leben ist.

Dazu gehört auch, dass wir bewusst darauf achten, was wir uns so zu Gemüte führen, und negative Eindrücke möglichst meiden. (Sofort bereinigen, **bevor** Auswirkungen geschehen!)

Psychohygiene
Abendliche Rückschau — morgendliche Vorschau
Mental umerleben

Denn unsere Zellen **speichern** die aus der Umwelt aufgenommenen, krankmachenden Einflüsse solange, bis das Mass voll ist, bis die gesunde, lebenserhaltende Schwingung von der krankmachenden Schwingung der negativen Eindrücke übertönt wird. Dann bricht die Krankheit aus.

Die Erkenntnis, dass Psychohygiene zur Erhaltung der seelischen Gesundheit des Menschen ebenso erforderlich ist wie körperliche Hygiene zur Erhaltung der körperlichen Gesundheit, ist nicht neu. Schon zu Anfang dieses Jahrhunderts erschienen einige wenige Veröffentlichungen zu diesem Thema, doch blieb das Interesse der Menschen sehr gering, wahrscheinlich weil es an brauchbaren Hinweisen fehlte, was der einzelne zur Erhaltung und Stabilisierung seiner seelischen Gesundheit tun kann.

Auch die körperliche Hygiene fand ja erst dann eine weite Verbreitung, als konkrete Regeln ins Bewusstsein der Menschen gerückt wurden, wie regelmässiges Händewaschen, Baden und Zähneputzen. Aber auch das Fernhalten von Menschen mit einer ansteckenden Krankheit, um sich nicht zu infizieren. Das war logisch und einleuchtend, und so konnten die körperlichen Infektionskrankheiten wie Pest, Typhus, Cholera usw. weitgehend überwunden werden.

Aber auch auf geistig-seelischem Gebiet gibt es Infektionskrankheiten und Seuchen, die sich immer mehr ausbreiten, wenn wir nicht durch regelmässige Psychohygiene, die zur festen Gewohnheit geworden ist, die Voraussetzung für eine wirkliche geistig-seelische Gesundheit schaffen.

Solche geistig-seelischen Infektionen sind: Ärger, Angst, Stress, Sorge, Hast, Schuldgefühle, Aggressionen. Jeder von uns wird immer wieder einmal mit dem einen oder anderen, oder gar allem konfrontiert, bis er regelmässig Psychohygiene betreibt. Dazu gehört vor allem das abendliche «mentale Umerleben», in dem alle infizierenden Energien aufgelöst und ins Gegenteil umerlebt werden, bevor sie Schaden anrichten können. Dazu gehört auch, jeden Menschen so anzunehmen, wie er nun einmal ist und zu versuchen, jedem Wohlwollen, vielleicht sogar Liebe entgegenzubringen.

Nur wenn Psychohygiene zur festen, regelmässigen Gewohnheit geworden ist, haben diese geistig-seelischen Infektionen keine Chance mehr. Das Ergebnis ist seelische Harmonie und eine unerschütterliche Gelassenheit, mit der wir froh durchs Leben gehen.

Erkennen wir uns als Einheit aus 200 Billionen Zellen, jede ein individuelles Bewusstsein! Wir sind die Herrscher über dieses Riesenreich!

Doch viele Menschen wollen gar nicht gesund sein, sie wollen nur keine Beschwerden mehr haben.

Krankheit ist also ein physischer Ausdruck einer geistig-seelischen Disharmonie und die ist weder durch Pillen noch durch Spritzen oder Operationen zu beseitigen, sondern nur durch eine Änderung unseres Denkens.

Auch jammern und klagen hilft da nicht. Wer das tut, geht damit nur zurück in die Rolle des Kindes. Ein Erwachsener, der sich im wahrsten Sinne des Wortes beherrscht, erkennt den Fehler und ändert sein Verhalten. Denn unser Verhalten gestaltet unsere Verhältnisse, aber im Leben werden nur wenige erwachsen — die meisten werden nur alt.

Man kann sagen, der Mensch hat einen Vertrag mit der Natur. Solange er sich an die Gesetze hält, erfüllt auch die Natur ihren Teil. Wenn wir aber gegen diesen Vertrag verstossen, stellt auch die Natur ihre Leistungen ein.

Krankheit kann ein Symptom für meine Disharmonie sein oder ein Freund, der mir hilft, den nächsten Schritt in meiner Entwicklung zu tun. Bringt die Krankheit also entweder rückwirkend etwas in Ordnung, oder ist sie Anlass, einen neuen Schritt in die Zukunft zu tun, und leitet damit eine neue Entwicklung ein, die ohne diesen Anlass so nicht stattgefunden hätte? Vielleicht brauche ich die Krankheit auch als Erfahrung der Seele zur Vollkommenheit, denn zur Vollkommenheit gehört, dass ich alle Erfahrungen gemacht habe, nicht nur die angenehmen, um auch dort ganz ich selbst zu sein. So hilft diese scheinbare Unvollkommenheit in Wirklichkeit vollkommener zu werden.

Alles was ist, hat mit mir zu tun. Je mehr es abgelehnt wird, desto mehr «be-trifft» es mich.

Vor einiger Zeit wurde ich gefragt:
«Wie kann man sich das erklären: Da gibt es einen Mann, der ist ganz auf dem geistigen Weg, und trotzdem ist er schon seit Jahren schwer krank und leidet sehr».

Ich habe mit einer anderen Geschichte geantwortet:
«Auch ich kenne einen Mann, der jederzeit freundlich und hilfsbereit ist, und trotzdem hat man ihm kürzlich seine Möbel gepfändet».

Beide haben eines gemeinsam: Sie haben die geltenden Gesetze einer Ebene nicht beachtet und werden dafür bestraft. Der eine hat seine Steuern nicht bezahlt und dafür werden nun seine Möbel gepfändet, der andere hat die Naturgesetze nicht beachtet, sich falsch ernährt oder überfordert, und dadurch ist er krank geworden. Da helfen weder Freundlichkeit oder Hilfsbereitschaft, noch die Tatsache, auf dem geistigen Weg zu sein. Solange ich in diesem Land lebe, muss ich Steuern zahlen, und solange ich in dieser Welt lebe, muss ich die Naturgesetze beachten.

Es gibt allerdings eine Stufe geistiger Reife, die mich über die Naturgesetze erhebt, und es gibt auch einen einfachen Test, mit dessen Hilfe ich prüfen kann, ob ich schon so weit bin. Wenn ich ganz einfach jederzeit durch die Wand nach draussen gehen kann, wenn ich ums Haus schweben oder über Wasser laufen kann, dann ist meine geistige Reife soweit fortgeschritten, dass ich mich um die Einhaltung der Naturgesetze nicht mehr zu kümmern brauche.

Sollte der eine oder andere von Ihnen aber diesen Test noch nicht jederzeit bestehen, muss er die Naturgesetze beachten, oder er wird durch sein Fehlverhalten bestraft.

Merke: Wer regelmässig sein Auto wäscht, der kann sich trotzdem das Bein brechen.

Oder: Was nützt Ihnen ein Eimer voll Gold, wenn Sie Durst haben?

Schmerzen sind der schnellste «Beschleuniger» zur Vollkommenheit.

Jeder Gedanke und jedes Gefühl lösen im Körper einen bestimmten chemischen Prozess aus, wobei Stoffe entstehen, die dem Charakter des Gedankens oder des Gefühls entsprechen. Das können heilsame Stoffe sein, die das Abwehrsystem stärken, oder Gifte, die letztlich zur Krankheit führen. Der Schlüssel hierzu heisst

Gedankendisziplin.

Wer nur am Symptom herumdoktert, also nur das Signal abstellt, ohne die Krankheitsursache zu beseitigen, handelt unverantwortlich. Und wenn man dem Körper helfen möchte, seine Gifte loszuwerden, braucht man ihm dazu nicht neues Gift zu verabreichen.

Das Fasten ist eine natürliche Therapie, um Giftstoffe loszuwerden, und jedes Tier fastet, wenn es nicht in Ordnung ist, weil es durch einen natürlichen Instinkt dazu gezwungen wird. Während des Fastens kehrt sich die Osmose im Darm um, und es werden nicht Nahrungsbestandteile aus dem Darm ins Blut gebracht, sondern Giftstoffe aus dem Blut in den Darm geleitet. Auch über die Haut scheidet der Fastende Abfallstoffe aus: Er muffelt, auch wenn er sich mehrmals täglich wäscht.

Doch auch die geistigen Giftstoffe sollten wir loswerden. Diese resultieren aus einer falschen Geisteshaltung und die wiederum aus der mangelnden Religio. Schon C.G. Jung sagt: «Ich habe Hunderte von Patienten behandelt, und es war nicht einer darunter, dessen Problem letzten Endes nicht darin bestand, einen religiösen Aspekt im Leben zu finden.»

So haben wir die Wahl zwischen der kleinen und der grossen Therapie. Die kleine Therapie besteht darin, die Probleme zu erkennen und zu lösen, die Ursache der Erkrankung zu finden und zu heilen.

Die grosse Therapie aber besteht darin, die geistige Fehlhaltung bewusst zu machen und zu beenden, Blockaden zu lösen und unseren Weg zu erkennen, unsere Kräfte zu entfalten und unsere Fähigkeiten zu entwickeln — mit einem Wort: bewusst zu sein. Dazu gehört, die Wirklichkeit hinter dem Schein wahrzunehmen, unsere Aufgabe zu erfüllen und Schöpfung durch uns zu verwirklichen.

Um Krankheit brauchen wir uns dabei gar nicht mehr zu kümmern — wir machen sie überflüssig.

Denn es ist der Sinn des Lebens, sich selbst als Handelnder, als Ursache zu begreifen und dafür die Verantwortung zu übernehmen. Denn wer nicht an sich selbst arbeitet, an dem wird gearbeitet.

Dazu brauchen wir alle Religio, nicht Religion im konfessionellen Sinne. Heilung ohne Religio ist nicht möglich.

Evolution ist Schöpfungsauftrag, und Leben ist Vollzug der Evolution. Dann sind wir eins und in Harmonie mit der Schöpfung und leben ein erfülltes Leben.

Wenn wir das Leben nicht mehr aus der Froschperspektive,

sondern als Ganzes erkennen, dann sehen wir natürlich auch den Sinn der Krankheit. Erst wenn wir reif sind für den Sinn können wir wirklich geheilt werden. Solange das nicht der Fall ist, gehen wir weiter zu einem Arzt und lassen unser Symptom auf die übliche Weise behandeln, und wenn wir Pech haben, ist die Behandlung erfolgreich, das Symptom verschwindet, und wir glauben, gesund zu sein. Wir haben nicht das Problem gelöst, sondern uns nur vom Problem gelöst und zwingen damit das Schicksal, uns die gleiche Lektion, nur etwas deutlicher, erneut zu erteilen.

Bin ich aber bereit, mich zu ändern, muss ich die Bedeutung der einzelnen Symptome erkennen. Dabei geht es aber mehr um das Prinzip des Erkennens überhaupt, als um die Bedeutung der einzelnen Symptome. Wenn ich den «Schlüssel zur Sprache der Symptome» habe, brauche ich nicht mehr die einzelnen Symptome zu kennen, ich kann sie leicht übersetzen.

Eine Voraussetzung ist, dass ich bereit sein muss, Wirklichkeit wahrzunehmen. Meistens wehrt sich der Betreffende gegen die Erkenntnis, indem er sagt: «Das mag zwar meistens stimmen, aber in meinem Fall ist das ganz anders — da ist das falsch!» Diese Haltung ist verständlich, denn wäre er jetzt bereit zu erkennen, hätte er ja damit fast schon die Krankheit überflüssig gemacht. Denn nur was trifft, macht betroffen, weil es zutrifft. Wir neigen dann dazu, unseren Blick lieber auf Äusserlichkeiten zu lenken, wie die Frau, der ihr Arzt sagte, dass die Schmerzen in ihrem Bein altersbedingt seien, und sie antwortete: «Unsinn, mein anderes Bein ist genauso alt und tut überhaupt nicht weh.»

Bei der Beurteilung der Symptome müssen wir auch beachten, dass ein bestimmtes Problem oder eine Belastung sich über verschiedene Organe oder Projektionsflächen ausdrücken kann. Welche Projektionsfläche gewählt wird, ist vor allem von der individuellen Einstellung zum Problem abhängig.

Wenn jemand unter Druck steht, kann sich das z.B. zeigen als:

a) Aggressives Verhalten anderen gegenüber. In diesem Fall wird der innere Druck nach aussen, auf die Anderen entladen.

b) Bluthochdruck (Hypertonie). Hier zeigt sich, dass zwar die Absicht zu einer Aktivität besteht, ohne sie jedoch auszuführen und so den Druck zu lösen.

c) Erhöhter Augeninnendruck (Glaukom). Wird diese Projektionsfläche für die Ableitung des inneren Druckes gewählt, erkennen wir daran, dass die Sicht der Dinge, die eigene Ansicht, zum Druck geführt hat.

d) Kopfdruck zeigt, dass Spannungen durch gedankliche Auseinandersetzung entsteht, dass wir für ein Problem noch keine Lösung gefunden haben.

e) Angespannte Muskulatur, was bis zur Verhärtung der Muskulatur gehen kann. Hieran erkennen wir die mangelnde Bereitschaft, sich seelisch mit dem Druck auseinanderzusetzen und ihn zu verarbeiten. So wird die Spannung in der Muskulatur «eingefroren».

f) Magendrücken zeigt uns, dass die Umstände nicht «verdaut» werden. Es besteht also eine Unfähigkeit oder Unwilligkeit, etwas zu akzeptieren, es als gegeben hinzunehmen.

g) Abszess. Bei dieser Projektionsfläche erkennen wir, dass der innere Druck einen Weg nach aussen über einen «bestimmten Punkt» sucht und daher tritt er auch auf einem bestimmten Punkt unserer Kontaktfläche Haut in Erscheinung. Ebenso sollte sich die eigentliche Lösung auf diesen bestimmten Punkt konzentrieren.

h) Druck auf der Blase zeigt uns, dass wir Überholtes loslassen müssen. Das kann auch eine geistig-seelische Haltung sein, die wir loslassen sollten. Können wir uns geistig-seelisch nicht von dem Druck befreien, versucht der Körper, wenigstens auf seiner Ebene den Druck zu mindern.

Wenn wir die einzelnen Varianten des Ausdrucks betrachten, erkennen wir schnell die Einstellung zum Problem und damit auch den Weg zur Lösung aus der gewählten Projektionsfläche.

a) Hier wird der innere Druck nach aussen, auf die Anderen abgeladen.

b) Beim Bluthochdruck dagegen besteht die Absicht zur Aktivität, ohne sie jedoch auszuführen und so den Druck zu lösen.

c) Beim Glaukom zeigt sich, dass die Sicht der Dinge, die eigene Ansicht, zum Druck führt.

d) Die angespannte Muskulatur dagegen zeigt die mangelnde Bereitschaft, sich seelisch mit dem Druck auseinanderzusetzen und ihn zu verarbeiten. Er wird einfach in der Muskulatur «eingefroren». Verhärtete Haltung.

e) Bei Magendruck dagegen sehen wir, dass Umstände nicht akzeptiert werden, nicht verdaut werden; es besteht also eine Unfähigkeit oder Unwilligkeit, etwas hinzunehmen.

f) Der Abszess zeigt, dass der Druck über einen bestimmten Punkt unserer Kontaktfläche Haut in Erscheinung tritt.

Unsere Aufgabe ist es, diese Unterschiede wahrzunehmen und die darin enthaltene Information zu erkennen und zu befolgen, bzw. die erforderlichen Konsequenzen zu ziehen. Solange das nicht geschieht, zwingen wir den Organismus, uns über immer neue Projektionsflächen auf das Problem hinzuweisen. Erst das Begreifen und Befolgen der Lektion befreit wirklich — macht heil.

Die Wiederholung der Lektion wird dann üblicherweise mit gesteigerter Intensität erfolgen. Je höher der eigene Widerstand, desto stärker der Druck des Symptoms.

Bevor das Problem, die Belastung sich jedoch als Symptom zeigt, meldet es sich als Idee, Wunsch, als Traum oder Phantasie. Je offener ein Mensch für diese Kommunikationsebene ist, desto seltener wird es überhaupt zu einem körperlichen Symptom kommen.

Wer sich jedoch für diese Form der Information nicht öffnet, zwingt den Organismus zum nächsten Schritt. Er bekommt eine kleine, unbedeutende und wenig belastende funktionale Störung — nur lästig, aber zäh. Da der Mensch das Problem innen nicht sehen wollte, wird es ihm nun aussen gezeigt. Will er auch das nicht sehen, und lernt er daraus nur, damit zu leben, kommt es zur nächsten Stufe.

Nun kommt es zu einer akuten körperlichen Störung, einer Entzündung, Verletzung, einem kleinen Unfall. Nunmehr bittet der Organismus schon dringend um eine Änderung und führt uns seine Bitte schmerzhaft und damit unüberhörbar ins Bewusstsein. Stelle ich jedoch nur den Schmerz ab, ohne den erforderlichen Bewusstseinsschritt zu vollziehen, kommt es zum nächsten Schritt.

Der zunächst akute, entzündliche Prozess wird nun chronisch. Der Organismus schickt eine Dauermahnung. Er will so nicht mehr leben, und so führt dieser Schritt über einen degenerativen Prozess langsam zu irreversiblen Schäden.

Kann oder will der Mensch selbst in dieser Situation noch nicht reagieren, endet diese Entwicklung früher oder später mit dem Tod. Auch der Tod ist ein Symptom und zwingt uns loszulassen, — die Fehlhaltung nämlich, die zu diesem Verhalten geführt hat. Das Wesen soll nun in einer anderen Daseinsstufe die Situation gewissermassen mit «anderen Augen sehen» und endlich eine Änderung herbeiführen.

Wird auch diese letzte Chance vertan, kommt es zu einer neuen Inkarnation, ohne dass eine Änderung erfolgt ist. Nahmen wir das Problem also in die nächste Inkarnation ungelöst mit, werden wir mit einer «angeborenen» Behinderung oder Störung oder Missbildung geboren. Ein neuer Kreislauf, unter veränderten (verschlechterten) Bedingungen, erfolgt. Wir werden härter ermahnt, endlich wahrzunehmen und die erforderlichen Konsequenzen zu ziehen. Denn ebensowenig wie ein Mensch am Morgen frei von Schicksal erwacht, ebensowenig kann er eine neue Inkarnation bei NULL beginnen. Erst der Gedanke an die Reinkarnation weitet den Blick und lässt die Zusammenhänge klar werden. Denn wir kommen zwar in einem neuen Körper, aber mit dem alten Bewusstsein auf die Welt zurück.

Aus diesem Zusammenhang ersehen wir, dass grosse Schicksalsschläge nicht plötzlich, ohne Warnung, über den Menschen hereinbrechen, sondern erst, wenn er die kleineren Warnungen und Mahnungen nicht beachtet. Nur wer sich keiner Täuschung hingibt, kann auch nicht «ent-täuscht» werden. Doch viele wollen nicht sehen, oder sehen nur den Schein, ohne die Wirklichkeit dahinter wahrzunehmen. Mancher sagt, dass dies alles ja stimmen möge, aber in seinem Fall sei dies ganz anders. Die Schöpfung kennt aber keine Ausnahmen. Wir alle unterliegen dem gleichen Gesetz. Ist der Zusammenhang nicht zu sehen, dann liegt das entweder an unserer «Betriebsblindheit», oder wir wollen es einfach nicht sehen. Vielleicht haben wir das Problem auch ins Unterbewusstsein «abgeschoben».

Die sieben Eskalationsstufen eines Symptoms

1) Bevor sich ein Problem oder eine Belastung als Symptom zeigt, meldet es sich als Idee, Wunsch, Traum oder Phantasie.

2) Als zweite Mahnung erscheint eine kleine und scheinbar unbedeutende und wenig belastende funktionale Störung. Das Problem wird auf der körperlichen Ebene sichtbar oder spürbar.

3) Bei Nichtbeachtung kommt es zu einer akuten körperlichen Störung, zu einer Entzündung, einer Verletzung oder einem kleinen Unfall. Die Bitte um Änderung wird schmerzhaft vorgetragen.

4) Wenn auch die akute Bitte keine Beachtung findet, wird der zunächst akute, entzündliche Prozess chronisch. Der Organismus schickt eine Dauermahnung.

5) Bleibt auch die Dauermahnung unbeachtet, kommt es zu irreversiblen Schäden, zu Organveränderungen oder Krebs.

6) Sollte auch diese letzte Mahnung nicht zu der erwünschten Änderung führen, endet die Entwicklung früher oder später mit dem Tod. Der Tod zwingt zum Loslassen und bietet die Möglichkeit, die Situation von einer anderen Ebene mit anderen Augen zu sehen und möglichst zu ändern.

7) Wird diese Chance vertan, kann es zu einer weiteren Inkarnation kommen, diesmal vielleicht unter erschwerten Bedingungen. Mit einer «angeborenen» Behinderung, Missbildung oder Störung beginnt dann ein neuer Zyklus (Karma).

Eine Glosse von Ephraim Kishon:

Wenn das Knie anschwillt

Um auch einmal etwas Konstruktives zu leisten, wollen wir uns jetzt mit den neuesten Errungenschaften der zeitgenössischen Medizin befassen. Es lässt sich nicht leugnen, dass beispielsweise dank der sogenannten «Antibiotika» sehr viele Patienten, die noch vor wenigen Jahren gestorben wären, heute am Leben bleiben und dass anderseits sehr viele Patienten, die noch vor wenigen Jahren am Leben geblieben waren — aber wir wollen ja konstruktiv sein.

Es begann im Stiegenhaus. Plötzlich fühlte ich ein leichtes Jucken in der linken Ohrmuschel. Meine Frau ruhte nicht eher, als bis ich einen Arzt aufsuchte. Man kann, so sagte sie, in diesen Dingen gar nicht vorsichtig genug sein.

Der Arzt kroch in mein Ohr, tat sich dort etwa eine halbe Stunde lang um, kam wieder zum Vorschein und gab mir bekannt, dass ich offenbar ein leichtes Jucken in der linken Ohrmuschel verspürte. «Nehmen Sie sechs Penicillin-Tabletten», sagte er. «Das wird Ihnen gleich beide Ohren säubern.»

Ich schluckte die Tabletten. Zwei Tage später war das Jucken vergangen und meine linke Ohrmuschel fühlte sich wie neugeboren. Das einzige, was meine Freude ein wenig trübte, waren die roten Flecken auf meinem Bauch, deren Jucken mich beinahe wahnsinnig machte.

Unverzüglich suchte ich einen Spezialisten auf; er wusste nach einem kurzen Blick sofort Bescheid. «Manche Leute vertragen kein Penicillin und bekommen davon einen allergischen Ausschlag. Seien Sie unbesorgt. Zwölf Aureomycin-Pillen — und in ein paar Tagen ist alles wieder gut.»

Das Aureomycin übte die erwünschte Wirkung: die Flecken verschwanden. Es übte auch eine unerwünschte Wirkung: meine Knie schwollen an. Das Fieber stieg stündlich. Mühsam schleppte ich mich zum Spezialisten. «Diese Erscheinungen sind uns nicht ganz unbekannt», tröstete er mich. «Sie gehen häufig mit der Heilwirkung des Aureomycins Hand in Hand.»

Er gab mir ein Rezept für 32 Terramycin-Tabletten. Sie wirkten Wunder. Das Fieber fiel und meine Knie schwollen ab. Der Spezialist, den wir an mein Krankenlager beriefen, stellte fest, dass der mörderische Schmerz in meinen Nieren eine Folge des Terramycins war, und ich sollte das nicht unterschätzen. Nieren sind schliesslich Nieren.

Eine geprüfte Krankenschwester verabreichte mir 64 Streptomycin-Injektionen, von denen die Bakterienkulturen in meinem Innern restlos vernichtet wurden.

Die zahlreichen Untersuchungen und Tests, die in den zahlreichen Laboratorien der modern eingerichteten Klinik an mir vorgenommen wurden, ergaben eindeutig, dass zwar in meinem ganzen Körper keine einzige lebende Mikrobe mehr existierte, dass aber auch meine Muskeln und Nervenstränge das Schicksal der Mikroben geteilt hatten. Nur ein extrastarker Chloromycin-Schock konnte mein Leben noch retten.

Ich bekam einen extrastarken Chloromycin-Schock.

Meine Verehrer strömten in hellen Scharen zum Begräbnis, und viele Müssiggänger schlossen sich ihnen an. In seiner ergreifenden Grabrede kam der Rabbiner auch auf den heroischen Kampf zu sprechen, den die Medizin gegen meinen von Krankheit zerrütteten Organismus geführt und leider verloren hatte.

Es ist wirklich ein Jammer, dass ich so jung sterben musste.

Erst in der Hölle fiel mir ein, dass jenes Jucken in meiner Ohrmuschel von einem Moskitostich herrührte.

Übersetzt von Friedrich Torberg

Man kann aber davon ausgehen: Wenn es uns betrifft, macht es uns auch betroffen. Oft treibt uns ein Problem solange zur «Verzweiflung», bis wir den «notwendigen» Schritt zur Einheit getan haben.

Wir sollten jedoch auch erkennen, dass die Probleme dort gelöst werden müssen, wo sie entstehen. Ich kann sexuelle Probleme zwar auch geistig lösen, aber das ist wesentlich schwieriger, als sich dem Problem auf seiner Ebene zu stellen, es dort zu lösen und sich davon zu erlösen. Also hindurchgehen, statt hinwegsehen oder weggehen.

Bei all dem ist auch die Zeitqualität des Symptoms zu beachten. In welchem Zusammenhang tritt es auf? Was habe ich zu der Zeit gedacht, gefühlt, was hat mich «beschäftigt»? Dabei sind es oft scheinbar unbedeutende Dinge, denn mit den grossen Dingen im Leben setzen wir uns meist bewusst auseinander. Besonders akute Symptome wie Schnupfen, Durchfall, Übelkeit, Erbrechen, Kopfschmerzen, Magenbeschwerden und kleine Unfälle oder Verletzungen, treten meist zeitsynchron auf, und wir sollten sie nicht gleich als unbedeutend beiseiteschieben.

Oft ist eine verbale Schilderung der Symptome sehr hilfreich, weil der Betroffene für den, der hören kann, meist sehr aufschlussreiche Formulierungen wählt. Ob einer die Nase voll hat, schlecht sieht, nicht hören kann, sich nicht mehr bücken kann oder etwas nicht mehr bei sich behalten kann — stets braucht es keine Übersetzung, weil sie auch eine geistige Haltung kennzeichnen.

Alle Bewusstseinsinhalte haben ihre Entsprechung im Körper und umgekehrt, und letztlich ist auch alles ein Symptom. Wer eine Beziehung nicht weiterführen möchte, der hat sehr schnell «die Nase voll». Und damit einen körperlichen Grund, sich dem anderen nicht zu nähern. Ausserdem müssen wir uns fragen, wozu uns gerade dieses Symptom zwingt. Wir können der Krankheit ruhig einen Sinn unterstellen, und dann werden wir ihn auch erkennen.

Wie sich aber Freude als Lachen und Weinen äussern kann, so kann sich die Flucht vor den Problemen auch als niedriger oder hoher Blutdruck äussern. Angst kann zur absoluten Lähmung, aber auch zur panischen Flucht führen usw. Wieder entscheidet unsere individuelle Einstellung zum Problem über die Art der Projektionsfläche.

So deutet auch jedes Extrem auf das Problem hin. Der Schüchterne hat eines gemeinsam mit dem Angeber: Beiden fehlt die Selbstsicherheit, und die Problemfreiheit zeigt sich in der Mitte zwischen den Extremen.

Alles ist also ein Symptom, und jedes Symptom ist eine Botschaft, eine «In-Form-ation». Sobald wir seine Sprache verstehen, können wir das «Notwendige» tun, und das Symptom verschwindet. Das Symptom ist unser Freund und Helfer, der uns entweder zwingt, zu leiden und eventuell sogar zu sterben oder uns hilft, zu wachsen und zu reifen und dadurch einen Grad von Erkenntnis und Freiheit zu erlangen, der ohne die Krise nicht möglich gewesen wäre. Vor allem aber gilt es die «Botschaft» der Störung zu verstehen. Das geschieht zumeist in 3 Stufen:

1) **Die unbewusste Auseinandersetzung**
In dieser Phase spüren wir ein stärker werdendes Unbehagen. Wir haben Probleme mit uns selbst. Gefühle suchen einen Ausdruck, und wenn sie ihn nicht finden, bleibt ein Gefühl der Ausweglosigkeit. Wird dieser unbewusste Prozess nicht bewältigt, kommt es zur Krankheit.

2) **Die bewusste Auseinandersetzung**
Die Symptome zwingen uns zur bewussten Auseinandersetzung damit. Wir empfinden uns zunächst als Opfer, glauben, Pech gehabt zu haben, bis wir erkennen, dass die Störung nicht ein äusserer Feind, sondern unser persönlicher Freund und Partner ist, der für uns eine wichtige «Information» hat. Wie das Wort schon sagt, ist ein geistiger Gehalt in eine Form gegangen. Wir erkennen, dass es sinnlos ist, das Symptom zu unterdrücken. Wir müssen es verstehen und befolgen. Dazu gehört, sich selbst zu «entdekken», aufzudecken, was zuvor verdeckt war, sich mit sich selbst auseinanderzusetzen.

3) **Die «Einsicht»**
Diese Auseinandersetzung führt immer zu grösserer Selbsterkenntnis und zu neuen Einsichten. Wir erkennen, was zu tun ist und ändern unser Verhalten und unsere Lebensgewohnheiten entsprechend. Die Krankheit hat dazu geführt, dass wir das Leben nun etwas besser verstehen, und dadurch wird das Symptom überflüssig. Wir sind durch die Krankheit gereift.

Der Schlüssel zur «Sprache der Symptome»

1) Der erste Schritt zur Heilung ist die Bereitschaft, mich mit meiner Krankheit zu konfrontieren und die eigentliche Ursache zu erkennen. Vorher kann eine Behandlung zur Symptomfreiheit, nicht aber zur Heilung führen.

2) Der zweite Schritt heisst, sich nicht vom «Auslöser» der Krankheit (Bakterien, Viren, usw.) ablenken zu lassen, sondern die geistig-seelische «Ursache» zu erkennen, die Wirklichkeit hinter dem Schein.

3) Beim dritten Schritt formulieren wir das Geschehen. In der richtigen Formulierung steckt meist auch schon die «Information» über die wahre Ursache. Ob ich bei einem Autounfall mit dem Wagen ins Schleudern gekommen bin, oder ob mir was zum Hals raushängt, ob ich nicht zu Stuhle komme oder mir etwas an die Nieren geht, ob mir etwas schwer im Magen oder am Herzen liegt — immer habe ich in der Formulierung den Hinweis auf den Problemkreis.
Ich muss nur die gebrauchten Formulierungen auf den geistig-seelischen Bereich übertragen, denn die Aussagen sind meist auf mehreren Ebenen gültig.

4) Beim vierten Schritt frage ich nach dem genauen Zeitpunkt, denn wenn wir uns auf den genauen Zeitpunkt der Erkrankung besinnen, erkennen wir Zusammenhänge mit wesentlichen Veränderungen der Lebenssituation oder in unseren Gefühlen. Wie innen, so aussen.

5) Beim fünften Schritt fragen wir: «Wozu zwingt oder woran hindert mich das Symptom? Was sollte ich tun, oder was soll ich nicht fortsetzen?» Auch hier ist es wieder hilfreich, wenn wir das Geschehen «naiv» betrachten und die Aussage auf geistig-seelische Ebene übertragen.

Körperteile und Organe sind Entsprechungen kosmischer Ordnung!

Der Körper kann aus sich heraus nicht erkranken.

Ein Körperteil kann:

sich entzünden. Das bedeutet auch geistig-seelisch: eine akute Belastung ist vorhanden.

vereitern. Das bedeutet, dass etwas Fremdes eingedrungen ist und entfernt werden sollte, auch im geistig-seelischen Bereich.

überdehnt, gezerrt sein, oder gar reissen oder brechen.

Das bedeutet eine zu grosse Beanspruchung, die beseitigt werden muss.

sich verrenken. Etwas ist also auch geistig-seelisch nicht in Harmonie und sollte eingerenkt werden. Das kann auch eine Situation sein.

zu schwach sein. Das bedeutet, etwas muss geübt, gestärkt oder gefördert werden, denn ich werde gefördert, indem ich gefordert werde.

gestört sein. Also muss ich fragen: Was stört mich in Wirklichkeit. Und wie kann ich die Ordnung wieder herstellen?

brennen oder jucken. Hier muss ich mich fragen: Was brennt mir wirklich auf der Haut, oder was juckt mich, um mich zu zwingen, mich damit zu befassen?

verengt sein. Also frage ich mich: Was engt mich ein, wie kann ich die Enge in meinem Bewusstsein beseitigen?

erweitert sein. Wo bin ich zu weit gegangen, habe ich etwas überdehnt, zu stark in Anspruch genommen.

In der Art der Erkrankung zeigt sich die Art der Disharmonie im Bewusstsein. Ursache der Disharmonie sind die Gedanken. Die Krankheit ist nur der Informationsbringer. Sie ist daher ein Freund und Helfer in der Not. Solange ich glaube, dass meine Eltern, die anderen, die Umstände oder die Zeiten schuld sind, solange kann ich nicht wirklich gesund werden, bin ich noch dem Schein verhaftet. Meine Aufgabe ist es, Krankheit durch Erweiterung meines Bewusstseins und Beachtung der Lebensgesetze überflüssig zu machen und nicht nur das Symptom (die Nachricht) zu beseitigen.

Das erfordert natürlich ein enormes Umdenken, vor allem von den Ärzten und Therapeuten, denn es ist bedeutend einfacher, jemandem ein Medikament zu verschreiben, das ein bestimmtes Symptom unterdrückt, als ihn wirksam und hilfreich zu beraten, wie man seine Fehlhaltung erkennt und vor allem beseitigt.

Der Einzelne muss lernen, dass man seine Gesundheit nicht beim Arzt in Pflege geben kann, sondern dass man selbst für seinen Gesundheitszustand verantwortlich ist. Man ist nicht Opfer einer Krankheit, sondern ihr Verursacher und der einzige, der das «Notwendige» zur Heilung tun kann.

Dazu gehört vor allem, dass wir die «Eindrücke» des Lebens richtig verarbeiten. Das sind auf der körperlichen, materiellen Ebene die Nahrungsmittel. Unsere Ernährung sollte nicht nur reich an Vitalstoffen und möglichst natürlich sein, sie muss auch richtig verarbeitet werden. Wir sollten nicht essen, wenn wir nervös sind, sollten in Ruhe essen und gründlich kauen und zwischen den Mahlzeiten nichts essen, damit der Körper die Nahrung gründlich verdauen und das Beste für den Aufbau des Körpers behalten kann. Natürlich müssen wir auch dafür sorgen, dass das Verbrauchte regelmässig ausgeschieden wird.

Das Gleiche gilt aber auch für die Luft, unser Grundnahrungsmittel. Wir müssen lernen, wieder tief und ruhig zu atmen und durch ausreichende Bewegung den Körper zu trainieren, entsprechend zu atmen. Durch die richtige Ernährung müssen wir dafür sorgen, dass genügend «Transportmittel» für den Sauerstoff im Blut vorhanden sind, damit das reichliche Angebot auch zu den Zellen transportiert werden kann, denn wir haben nicht nur eine äussere, sondern auch eine innere Atmung.

Auch unsere geistigen Eindrücke müssen richtig verarbeitet werden. Dazu gehört, dass wir Probleme nicht vor uns herschieben, sondern lösen. Dass wir nicht unsere Innenwelt durch negative Gedanken oder Informationen beschmutzen und auch im geistigen Bereich das Überholte ausscheiden und loslassen.

Auch unsere geistige Fehlhaltung können wir jederzeit ändern, indem wir unsere Ansicht «wenden».

Betrachten Sie dieses Bild, und dann drehen Sie es um 180°. Es ist das gleiche Bild, und doch ist von einem Augenblick zum nächsten alles wohltuend verändert.

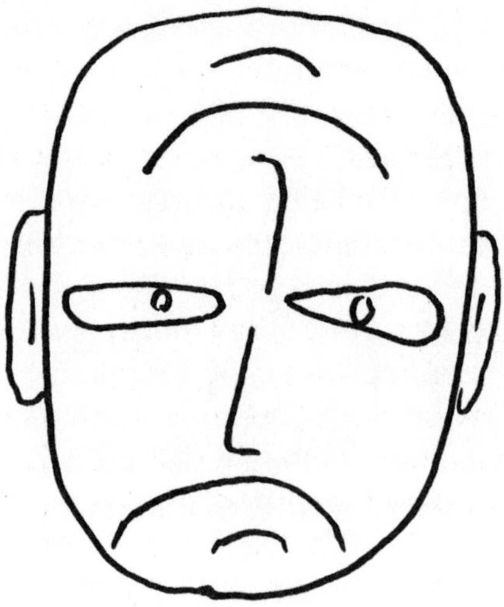

Hier finden wir auch den Grund, warum die Heilung gar nicht in jedem Fall erfolgen kann, denn ist eine Änderung im Bewusstsein nicht erfolgt, ist Heilung gar nicht möglich. Es gibt zwar keine unheilbaren Krankheiten, wohl aber unheilbare Menschen, die jetzt eine Heilung noch nicht zulassen.

Krankheit zeigt sich aber nicht nur im Körper, sondern ebenso in unserer Partnerschaft, im Beruf und in unserem sozialen

Verhalten, und wenn wir wirklich unser Bewusstsein verändern, gesunden wir in allen Bereichen.

Wenn wir also einen «Schicksalsschlag» erleiden — das kann in Form von Leid oder Krankheit geschehen — dann müssen wir uns fragen:
«Was soll mir das zeigen? Was will mir mein wahres Selbst damit sagen? Wo bin ich aus der Ordnung gefallen, und was muss ich tun, um wieder ganz in Ordnung zu sein?»

Das Schicksal ist der beste Therapeut, den es gibt, und es ist in jedem einzelnen Fall erfolgreich. Wir haben nur die Freiheit, zu wählen, ob wir durch Erkenntnis lernen wollen oder durch Leid. Denn das Ziel der Evolution ist in allem die Ganzheit des Seins, das Heilsein, und dieses Ziel wird in jedem Fall auch erreicht. Jeder Einzelne kann Heilung erfahren, ganz gleich, woran er erkrankt ist, indem er die Ordnung wiederherstellt.

Wir wollen uns also heute mit dem Erkennen und dem Wiederherstellen der Ordnung befassen. Zunächst mag uns diese Ordnung noch fremd sein. Um einen Fremden zu verstehen, muss ich zuerst seine Sprache erlernen. Sobald wir die «Sprache der Symptome» beherrschen, erkennen wir auch, dass der Körper nicht lügt. Wir verstehen endlich, was unser Organismus vielleicht schon seit Jahren versucht, uns zu sagen und können die Ordnung wieder herstellen und sind gesund!!!

Wer heute als Pionier dieses Thema behandelt, riskiert, nicht ernst genommen zu werden, denn das alles ist wissenschaftlich nicht erwiesen. Doch auch die Leute, die nur gelten lassen, was wissenschaftlich als erwiesen gilt, feiern Weihnachten, obwohl das sicher das wissenschaftlich Unbeweisbarste ist, was man sich vorstellen kann.

Doch dieses Thema geht jeden von uns an, und die Wirklichkeit ist von jedermann jederzeit nachprüfbar. Es handelt sich also keineswegs um Annahmen, Vermutungen oder Hypothesen.

Wer sich mit diesem Thema befasst, muss aber auch den Mut zum Vorläufigen haben, denn das Gebiet umfasst alle Bereiche des menschlichen Seins.

Mit Hilfe der Krankheit gibt uns der Organismus Informationen in einer Sprache, die wir noch nicht verstehen, die wir aber lernen können. Krankheit ist eine Unannehmlichkeit, die wir uns durch bewusstes Lernen ersparen können. Leid ist dagegen erzwungenes, passives Lernen.

Die Geschichte der Medizin ist voll von unnötigem Leid, weil die Menschen eine Erkenntnis nicht annehmen wollten. Denken Sie nur an Dr. Semmelweis, der die Ursache des Kindbettfiebers in mangelhafter Hygiene erkannte. Trotz grossartiger Erfolge wurde seine Erkenntnis von den Kapazitäten ignoriert, und er starb verzweifelt im Irrenhaus.

Oder denken Sie an die Erkenntnis des Dr. Wells, eines Zahnarztes, der die Lachgas- und Äthernarkose entdeckte. Bis vor gut 100 Jahren wurden die Menschen noch ohne Betäubung operiert. Auch er starb, ohne den Siegeszug seiner Entdekkung zu erleben. Die erste Operation mit einer Vollnarkose erfolgte am 16. Oktober 1846 im Massachusetts General Hospital in Boston. Dr. William Morton entfernte unter Ätherbetäubung einen Tumor aus dem Hals eines Patienten.

Sogar dem grossen Entdecker Robert Koch ging es nicht anders. Als er die Entdeckung der Bakterien auf einem medizinischen Kongress in Berlin mitteilte, da verliess der damalige Medizinpapst Prof. Virchow den Saal mit den vernichtenden Worten: «So ein Unsinn, kleine Tierchen sollen die Menschen krank machen».

Wir sollten offener sein gegenüber neuen Erkenntnissen und einsehen, dass Krankheit eine der häufigsten Formen ist, in denen sich Schicksal verwirklicht. Und niemals ist nur ein Organ betroffen, sondern immer der ganze Mensch. Im jeweiligen Organ zeigt sich nur das Symptom.

Die wissenschaftliche Medizin erklärt uns ganz genau, was die Ursache einer Krankheit ist. Da sind also Bakterien oder genetische Schwächen oder körperliche Fehlfunktionen schuld, die man nur zu beseitigen braucht, um danach im gleichen Trott weitermachen zu können. Das aber ist sinnlos und zwingt den Organismus nur, uns mit einem anderen Symptom zu zeigen, dass die Ursache keineswegs beseitigt ist, sondern dass wir nur die Information über die Krankheit beseitigt haben.

Ursache — Auslöser

Wenn in unserem Wagen die Ölkontrollampe aufleuchtet, heisst das ja nicht, dass sie kaputt ist. Im Gegenteil. Aber sie zeigt an, dass woanders etwas nicht mehr in Ordnung ist, und sie sagt auch genau, wo das ist. Wir brauchen dann nur die Ursache zu beseitigen und Öl nachzufüllen, und sie leuchtet nicht mehr.

Früher fragte der Arzt: «Wo fehlt es denn?» Heute: «Was haben Sie?». Es kommt aber nicht darauf an, etwas zu unterdrücken, sondern Unheil abzuwenden. Heiler zu werden, vollkommener!

Heilwerden kann nur aus dem Bewusstsein kommen, wie das «unheil»-sein aus dem Bewusstsein kommt. Bewusstsein ist weder von einem Körper abhängig, noch ist es gar ein Produkt des Körpers. Das Bewusstsein ist die Information, die der Körper ins Sichtbare übersetzt. Der Körper kann ohne Bewusstsein nicht leben, aber auch nicht «krank» werden. Alle Funktionen des Körpers werden aus dem Bewusstsein gesteuert. Die disharmonische Steuerung aus dem Bewusstsein führt zu Entgleisungen der verschiedenen Funktionen, also zu Störungen der Harmonie und zu dem, was wir Krankheit nennen.

Ein Symptom ist immer ein Signal, eine Botschaft, eine Information, und es erzwingt letztlich unsere Aufmerksamkeit, ob wir wollen oder nicht. Selbst wenn wir uns nur bemühen, es zu unterdrücken, müssen wir uns mit ihm beschäftigen, uns mit ihm auseinandersetzen, bis wir es endlich begreifen und befolgen.

Natürlich ist es nicht sinnvoll, eine NACHRICHT zu unterdrücken, sondern wir sollten sie überflüssig machen. Das Gesetz wird bezwungen durch Gehorsam. Wir sollen uns nicht abwenden, sondern die Wirklichkeit hinter dem Schein erkennen und damit wesentlicher werden. Dabei dürfen wir das Symptom nicht für die Krankheit halten, denn sie ist nur die Form der Botschaft, nicht deren Inhalt.

Das Symptom informiert uns, dass es uns an etwas fehlt, und aus der Art des Symptoms können wir erkennen, was uns fehlt. So wird das Symptom zum Lehrer, der uns helfen will, heiler und damit vollkommener zu werden. Heilung bedeutet daher immer, einen Bewusstseinsschritt zu tun und dadurch etwas vollkommener zu werden.

Sagen wir es einmal ganz deutlich: **Der Körper an sich kann nicht krank werden, er hat keine Entscheidungsfreiheit. Er spiegelt nur den entsprechenden Bewusstseinszustand wider.**

Negatives Denken ist eine Krankheit!

DENKE DICH GESUND!

Negatives Denken nimmt dem Menschen die Chance, gesund und harmonisch zu leben, denn was wir befürchten, worauf wir unser Bewusstsein richten, das ziehen wir an. Schon vor 2000 Jahren konnte man in Rom auf den Antoninischen Bädern die Inschrift lesen: «Non hic curatur, qui curat» (Keine Heilung findet hier, wer sich Sorgen macht).

Und auch HIOB klagt im alten Testament: «Was ich befürchtet habe, ist zu mir gekommen». Diese Erkenntnis ist heute so gültig wie damals.

Die Vergangenheit können wir nicht ändern. Da hilft kein Selbstmitleid, aber die Zukunft gehört uns. Hier ist noch alles möglich, deshalb sollten wir niemals unsere Kraft durch Selbstmitleid vergeuden. Schliesslich haben wir unser Schicksal selbst verursacht, und wir sind die einzigen, die es ändern können, also: frisch ans Werk. Wir brauchen unsere ganze Kraft für die bewusste Gestaltung unserer Zukunft.

Selbstmitleid ist auch überflüssig, da wir ja die beklagten Umstände jederzeit ändern können. Nur dadurch werden wir anders, während Selbstmitleid nichts ändert – wir rauben nur die

Kraft, vertun unsere Zeit und belasten unsere Gesundheit. Sobald wir auch nur eine Spur von Selbstmitleid bei uns entdecken, erfassen wir es und lösen es auf, bevor es uns erfassen kann.

Sich selbst zu bedauern schwächt, man wird wertlos für die Gesellschaft, für sich selbst eine Last, und ausserdem macht man sich unbeliebt mit seiner destruktiven Haltung. Das führt letztlich zur Depression, in der man sich selbst immerzu bedauert, sich erschöpft und letztlich auch seine Umgebung.

Ändern kann ich das alles durch rechtes Denken. Denken ist Bewegen geistiger Energie. Ich gebe ihr eine Form und lasse sie so sichtbar werden. Alles, was ist, wurde erdacht, und dieses Gesetz wirkt im Kleinen wie im Grossen.

Positiv zu denken ist der erste Schritt, um positiv zu werden. Der Duden erklärt positiv als: bejahend, vorteilhaft, günstig, ein Ergebnis bringend, gut, sicher, tatsächlich, wirksam. «To be positive about something» heisst, seiner Sache ganz sicher sein, und das ist positiv Denken wirklich.

Positiv denken heisst also, das Richtige zu denken und daran bewusst und beharrlich bis zum Erfolg festzuhalten.

Dazu gehört auch «nein» sagen zu lernen. Gegenüber einer Autorität, einer unerwünschten Rolle, in die man versucht uns zu drängen, oder auch gegenüber den eigenen Wünschen, wenn sie uns von unserem Ziel abbringen.

«Nein» sagen bedeutet in Wirklichkeit «ja» zur eigenen Identität zu sagen. So wird das Nein auf der einen Ebene zum Ja auf der anderen.

Wenn wir erkannt haben, was wir eigentlich wollen, sollten wir auch den Mut haben, dafür ganz einzustehen. Den Mut, die Wahrheit zu erkennen und sie auch zu bekennen. Mut, etwas zu beginnen und notfalls auch zu verlieren. Den Mut, uns zu binden und auch zu trennen. «Wer nicht wagt, der nicht gewinnt.»

Doch zum Mut sollte auch noch die Ausdauer kommen. Erst wenn wir uns nicht mehr beirren lassen und beharrlich dem Ziel zustreben, dabei mit beiden Beinen auf dem Boden bleiben, wird unser positives Denken die entsprechenden Früchte tragen. Und wenn wir die entsprechenden Qualitäten noch nicht haben, können wir sie uns ebenfalls durch gezieltes Denken aneignen.

Sie erreichen, was sie wollen, wenn Sie ohne Selbstmitleid, positiv, mutig und beharrlich ans Werk gehen. Doch es genügt nicht, nur *einmal* Mut zu haben, denn kaum ist ein Problem gelöst, zeigt sich ein neues. Positiv sein heisst vor allem durchhalten. Echtes positives Denken kann durch nichts erschüttert werden. Nicht das Beginnen wird belohnt, sondern stets nur das Durchhalten und jeder falsche Gedanke kann als Auslöser genutzt werden, um ganz bewusst die richtigen Gedanken ins Bewusstsein zu nehmen und sie dort zu behalten.

Mit falschen, negativen Gedanken bestrafen wir uns selbst. Wir werden nervös, der Blutdruck steigt, die Verdauung wird beeinträchtigt, und es kann sogar zu Magengeschwüren kommen, das Herz schlägt unregelmässig, die Muskeln werden verspannt. Kopfschmerzen, Müdigkeit, schlechte Laune und schlechter Schlaf sind die Folge, und wir werden vor der Zeit welk, alt und krank.

Grund genug, negative Gedanken zu meiden oder zumindest sofort zu positiven Gedanken umzuformen. Vor allem die folgenden, weit verbreiteten «Krankmacher» sollten wir vermeiden:

1) Die Vorstellung, dass es unbedingt erforderlich sei, von jedem Menschen in meiner Umgebung geliebt und akzeptiert zu werden.

2) Der Glaube, dass die eigene Vergangenheit mein Leben weitgehend bestimmt und ich kaum noch etwas ändern kann.

3) Die Meinung, dass es eine Katastrophe sei, wenn die Dinge sich nicht so entwickeln, wie ich es gern hätte.

4) Die Vorstellung, dass manche Menschen böse und schlecht seien und dafür bestraft werden müssten, womöglich durch mich.

5) Der Glaube, dass menschliches Unglück vom Zufall abhänge und dass man selbst kaum etwas daran ändern könne.

6) Der Glaube, dass die Gedanken von selbst kämen und man darauf ja keinen Einfluss habe.

7) Die Vorstellung, dass man jemanden brauche, der stark ist und an den man sich anlehnt, weil man es allein nicht schaffen könne.

8) Die Vorstellung, dass man sich ständig Gedanken machen müsse, was alles passieren könne und ständig damit rechnen müsse, dass es tatsächlich eintritt.

9) Die Vorstellung, dass man unerwünschte Situationen eben geduldig tragen müsse, anstatt sie zu ändern.

10) Der Glaube, dass jeder Mensch irgendwann krank werde und dass man daran nun einmal nichts ändern könne.

Ersetzen Sie diese und ähnliche Gedanken durch die Erkenntnis, dass Ihre Körperzellen ein eigenes Bewusstsein haben und auf Ihre Gedanken reagieren. Mentaler Magnetismus und Bio-Elektrizität durchströmen Ihren Körper und prägen jeder einzelnen Zelle die Vorstellungen ein, die Sie von Ihrer Gesundheit und Vitalität haben. Konzentrieren Sie daher Ihre geistige Schöpferkraft auf positive und erwünschte Vorstellungen von Gesundheit, Harmonie und Freude. Machen Sie es sich zur ständigen Gewohnheit, negative oder unerwünschte Gedanken sofort durch positive zu ersetzen.

Positiv Denken heisst nun nicht, sich von dem Negativen abzuwenden, es nicht mehr sehen zu wollen. Positiv Denken heisst vielmehr zu erkennen, dass alles und ganz besonders das Unangenehme und Schmerzhafte mir helfen will, wenn ich bereit bin, seine Hilfe anzunehmen. Positiv Denken heisst erkennen, dass es das Negative gar nicht gibt, sondern nur das unangenehme Gute, das ich «notwendig» gemacht habe, damit meine innere Not gewendet wird.

Positiv Denken heisst auch, zu erkennen, dass mein Schicksal ein Massanzug ist, der speziell für mich angefertigt wurde und abgestimmt ist auf meine Kräfte und Fähigkeiten, über die ich derzeit verfüge. Ich kann daher gar nicht überfordert werden, und eine schwierige Aufgabe ist nichts anderes, als ein Kompliment des Schicksals an meine Fähigkeit, sie zu bewältigen.

Jede Krankheit hilft mir dabei, indem sie mir zeigt, woran ich arbeiten muss und was noch zu tun ist.

Krankheit ist also nicht unser Feind, sondern unser Freund und Partner, der uns zeigt, dass ein erforderlicher Lernprozess stockt, dass wir irgendwo aus der Ordnung gefallen sind und auch, was zu tun ist, um wieder in Ordnung zu sein.

In Wirklichkeit kommt es darauf an, das Krankheitssymptom durch einen Bewusstwerdungsprozess überflüssig zu machen.

Manche Menschen glauben, Krankheit sei Gottes Wille, in den man sich fügen müsse. Gott will aber nicht, dass wir krank sind. Wie aber kann ich gesund werden, wenn ich so denke. Meine Krankheit kommt nie von Gott, sondern immer von meinem falschen Denken. Es ist geradezu eine Sünde, krank zu sein.

Schon in der Bibel heisst es: «Die Narren, die geplagt waren um ihrer Übertretung und um Ihrer Sünden willen... wurden todkrank.» (Psalm 107:17)

Jede Krankheit hat also eine geistige Ursache. Was wir für die Ursache halten, ist nur der Auslöser der Krankheit. Um gesund zu werden, müssen wir die geistige Fehlhaltung beseitigen, und die Krankheit hilft uns, sie zu erkennen.

Wir werden krank, weil wir nicht mehr auf unseren Organismus hören, weil wir ihn gar nicht mehr verstehen. Wir verhalten uns falsch, indem wir ungenügend atmen, uns falsch ernähren, zuwenig Bewegung haben, zuviel gleichzeitig tun wollen und in Stress geraten. Wir haben von dem einen zuviel und von dem anderen zuwenig. Mit einem Wort: Durch falsche Programme blockieren wir den natürlichen Heilmechanismus und verhindern den Ausgleich. Erforderlich ist:

«**Erziehung zur Heilung**».

Der beste Arzt und die teuerste Medizin können nicht heilen, sondern immer nur die Heilkraft in uns. Ein Medikament oder eine Behandlung können bestenfalls die Körperfunktion anregen.

Mit Sicherheit wird die Zeit kommen, wo das positive Denken als die beste Medizin erkannt wird, noch dazu ohne schädliche Nebenwirkungen und völlig umsonst. Warum also das beste Medikament der Zukunft nicht schon heute benutzen!

Das Krankheitsdenken muss dem Gesundheitsbewusstsein weichen, denn Gesundheit ist ja immer vorhanden, wir müssen den Organismus nur nicht hindern, sie möglichst vollkommen auszudrücken.

Die wichtigste Voraussetzung für Gesundheit ist die Harmonie des elektromagnetischen Feldes im menschlichen Körper, und darauf können wir mit Denken und Atmen einwirken. Wir können uns gesund denken und atmen.

Durch unsere eigenen krankhaften Gedanken können wir auch einen anderen Menschen krank machen oder in seiner Krankheit bestärken. Zum Glück können wir ihm aber auch helfen, gesund zu werden — durch unser lebensrechtes, positives, Gesundheit bejahendes Denken.

Ein Beispiel:

Ernährungsbedingte Krankheiten
Falsche Gedanken ziehen unnatürliche Nahrung an.
«Der Mensch ist das einzige Tier, das seine Nahrung zerstört, bevor es sie zu sich nimmt.»

Verhaltensbedingte Krankheiten
Auch Stress, Ärger, ungenügende Psychohygiene und mangelnde Bewegung sind die Folge falschen Denkens.

Umweltbedingte Krankheiten
Das Aussen ist ein Spiegel des Innen. Mit meinen Gedanken aber bestimme ich das Innen.

Stoffwechselerkrankungen
Durch falsches Verhalten überlastet; wer aber steuert mein Verhalten — meine Gedanken!!!

Alle Krankheiten des physischen Körpers haben also seelische Vorbedingungen und geistige Ursachen.

«Je mehr der Mensch der Natur und ihren Gesetzen treu bleibt, desto länger lebt er. Je weiter er sich davon entfernt, desto kürzer.» (Hufeland)

Zu den umweltbedingten Belastungen gehören vor allem die künstlichen Veränderungen der natürlichen Schwingung.

Das bioenergetische Feld ist vor allem in unseren Betonkäfigen, die wir Wohnung nennen, massiv gestört. Oft kommen dann noch Erdstrahlen dazu, die stören.

Schon HERAKLIT nannte Gott den «ERSTEN BEWEGER» — da alles Schwingung ist, ein sehr treffender Name.

Um in der richtigen Schwingung zu sein, braucht der Mensch heute künstliche, elektrische Felder, die dem natürlichen luftelektrischen Feld entsprechen, weil er sich fast ständig in geschlossenen Räumen aufhält, in denen das natürliche elektrische Feld gestört oder gar nicht mehr vorhanden ist.

Dazu kommen die sich addierenden Wirkungen anderer künstlicher Felder, wie:

1) Drahtlose Sender
2) Radarstrahlung
3) Radioaktivität
4) Elektrische Anlagen
5) Disharmonische Musik als Ausdruck der inneren Disharmonie
6) Lärm

Alle Heilungsbemühungen sind lebensfreundlich, niemals «antibiotisch», und jeder bekommt so «seine» Behandlungsweise. Wenn der Patient dann noch über ausreichende Reaktionskraft verfügt, führt die ganzheitliche Behandlung immer zur Heilung, und Therapeut und Patient teilen miteinander das Erlebnis der wiederhergestellten Harmonie.

Schon Demokrit sagte (460 - 370 v.Ch.): «Da flehen die Menschen die Götter um Gesundheit an und erkennen nicht, dass sie selbst die Macht darüber besitzen».

Es ist also erforderlich, den Mensch wieder als Ganzes zu erkennen und als Einheit zu behandeln. Hier sollte die leider noch häufig verkannte Ganzheitsmedizin einsetzen, denn sie sieht und behandelt den Menschen als Einheit von Geist, Seele und Körper, in der jeder Teil vom anderen abhängig ist.

Krankheit ist daher eine Störung der Harmonie dieses lebendigen Ganzen, aber auch der Versuch, die gestörte Ordnung wieder herzustellen durch den «inneren Arzt», die Eigenheilkräfte der Natur.

Krankheit kann daher niemals ein Einzelgeschehen sein, auch wenn sie sich nur an einem Teil des Körpers zeigt. Krank ist immer der ganze Mensch. Wer um die Naturgesetze weiss, erkennt Krankheit immer als Verstoss gegen diese Gesetze, und so kann eine Heilung nur erfolgen, wenn diese gesetzmässige Harmonie wieder hergestellt wird. Dazu ist die aktive Mitarbeit des Patienten erforderlich. Der erste Schritt sollte sein, die Nahrung und die Essensgewohnheiten wieder in Ordnung zu bringen.

Professor Kollath hat gesagt: «Lasst die Nahrung so natürlich wie möglich». Unsere Nahrung ist also einzuteilen in lebendige und damit noch reaktionsfähige und tote, also nicht mehr reaktionsfähige Nahrungsmittel. Unsere Kost besteht aber heute in der Hauptsache aus vitalstoffarmen Nahrungsmitteln und verursacht damit die «ernährungsbedingten» Krankheiten wie Gicht, Adipositas, Diabetes, Arteriosklerose, Arthrose, Bandscheibenschäden, Gallen- und Nierensteine, Paradontose, Karies, Arthritis und Rheuma. Lediglich der Zeitfaktor verschleiert diese Zusammenhänge (20 - 40 Jahre), so dass diese Zusammenhänge wissenschaftlich nicht als erwiesen gelten, aber eben trotzdem bestehen.

Interessant ist auch der Zusammenhang zwischen Erbanlage und Ernährungsfehlern. Ein Beispiel mag das deutlich machen.

Die Bewohner bestimmter Regionen in Süditalien haben eine in der Erbmasse fixierte Anlage für Gicht. Diese trat aber nie auf, solange sie in der Heimat blieben und sich entsprechend ihrer Armut einfach ernährten. Aber sehr viele erkrankten nach ihrer Auswanderung nach Amerika an einer besonders schweren Form, der polyarthritischen Gicht, bei der schon beim ersten Anfall mehrere Gelenke beteiligt sind. Diese Form wurde so dort nur bei den Einwanderern beobachtet, die aus diesen Regionen stammten und sich vorher vorwiegend vegetarisch ernährt hatten. Diejenigen, die bei den Ernährungsgewohnheiten ihrer Heimat blieben, erkrankten nicht, obwohl sie die gleiche Erbmasse hatten.

Ein anderes Beispiel sei das Auftreten von Diabetes bei Negern in Afrika: Dort ist sie so gut wie unbekannt. Bei den Negern in USA dagegen kommt Diabetes ebenso häufig vor, wie bei den Weissen.

Wir erkennen daraus:
— Erbanlage und Ernährungsfehler führen schon nach kurzer Zeit zur Erkrankung.

— Erbanlage ohne die **entsprechenden** Ernährungsfehler setzt sich kaum durch. Dabei kann man hier mit einer Belastungsprobe die Anlage jederzeit nachweisen.

Die Erbanlage können wir nicht so einfach ändern, wohl aber unsere Ernährung, wobei der Fleischkonsum eine wichtige Rolle spielt.

Die Vollwertkost, die lebendige Nahrungsmittel in harmonischer Zusammensetzung enthält, vermag nicht nur Gesundheit zu erhalten, sondern sie auch wieder herzustellen.

Neben der naturgemässen Nahrung mit Vollwertkost werden aber auch andere Lebensreize zur Heilung eingesetzt, wie Licht, Luft, Sonne, Wasser, aber auch aufdeckende, wegweisende Gespräche mit dem Patienten. Denn der Hintergrund vieler Krankheitsbilder ist die Angst (angustus — Enge). Hier unterscheiden wir vor allem vier Arten der Angst:

— Angst vor Reiz-Leere (Langeweile)

— Angst vor Überforderung
— Angst vor Enge
— Angst vor der Weite und Haltlosigkeit.

Dazu kann noch die Erwartungsangst kommen, dass eine der befürchteten Situationen eintreten könnte, wodurch die eigentliche Angst sehr verstärkt wird.

Angst kann sich äussern als Angst zu versagen, Angst nicht genug Liebe und Anerkennung zu finden, Angst allein sein zu müssen, aber auch mit anderen zusammen sein zu müssen, Angst vor eigenen Hemmungen oder vor der eigenen Haltlosigkeit. Vertrauen schliesst Angst aus, also fehlt es immer an Vertrauen. Wem aber kann man heute noch rückhaltlos vertrauen? Viele suchen und manche finden dieses Vertrauen in ihrem Glauben. Andere befreien sich von der Angst durch eine Therapie der vier Schritte oder durch Rückführung und Auflösung der angsterregenden Situation durch Bewusstmachung. Immer aber ist eines erforderlich: **Wir müssen uns der Angst stellen.** Solange wir weglaufen, wird die Angst grösser, stellen wir uns, verschwindet die Angst letztlich.

Damit sind wir bei der Wirkung der Gedanken. Unsere wichtigsten Körperfunktionen, vermutlich sogar alle, werden von unseren Gedanken beeinflusst. Wir können daher unsere Gesundheit wesentlich verbessern, indem wir die Qualität unserer Gedanken ändern. Aber auch über den Atem. Drei wesentliche Faktoren stehen in enger Wechselbeziehung: **Bioenergetisches Feld, Atmen und Denken.** Eine funktionelle Erkrankung ist immer eine Aufforderung, unsere Gedanken zu ändern.

Das verbindende System zwischen geistigem Erleben und körperlicher Reaktion ist das vegetative Nervensystem. Es untersteht nicht dem Willen. Jede Erkrankung betrifft also das vegetative Nervensystem.

Man kann sagen, dass alle Funktionen der Organe vegetative Funktionen sind und dass alle Organstörungen somit auch immer vegetative Störungen sein müssen.

Organisch gesund heisst nur, dass mit unseren groben Untersuchungsmethoden keine Formveränderungen an den Organen feststellbar sind, also keine Geschwulst.

Somit ist jede Erkrankung immer eine organische Krankheit, denn entweder die Form oder die Funktion ist gestört. Formveränderungen machen keinerlei Beschwerden, solange nicht die Funktion beeinträchtigt ist. Umgekehrt machen Funktionsstörungen immer Beschwerden, und wenn Beschwerden da sind, ist auch immer eine Funktion gestört.

Unsere Disposition ist ebenfalls eine Folge unseres Fehlverhaltens. Warum werden manche Menschen so häufig das Opfer der allgegenwärtigen Bakterien, Bazillen, Mikroben, Viren usw. und andere nicht? Weil diese nicht die Ursache der Erkrankung sind, sondern nur der Auslöser.

Verarbeitet jemand einen unerfreulichen Umstand oder ein unerfreuliches Erlebnis, so kann es ihn nicht mehr «kränken». Verdrängt er es nur, so sucht es sich einen Ausweg in den Körper. Wir werden krank. Krankheiten sind also immer die körperliche Reaktion und Realisierung von ungelösten Problemen, eine Mahnung, zu tieferer Einsicht zu kommen und eine Chance zur weiteren Vervollkommnung.

Das führt zu einer unerschütterlichen Gelassenheit. Gelassenheit kommt durch loslassen. Gelassen sein heisst, die anderen und sich selbst so lassen zu können, wie sie sind – sich selbst anzunehmen, wie man ist!

Häufig wird Gelassenheit mit Lässigkeit oder gar Nachlässigkeit verwechselt. In Wirklichkeit kommt Gelassenheit aus der Ausgeglichenheit von Seele und Geist. Gelassenheit ist etwas Herrliches und der reinste Ausdruck seelischer Gesundheit. Sie wird bewundert und von den meisten ersehnt. Wer gelassen ist, hat eine hohe Stufe menschlichen Seins erreicht – ist seelisch unverwundbar geworden.

Gelassenheit hat auch nichts mit einem «dicken Fell» zu tun. Wer ein dickes Fell besitzt, ist nur dickhäutig und damit stumpf. Auch wer sich einredet, dass er «über den Dingen steht», weil er Erfolg im Leben hat oder hohes Ansehen geniesst, ist deshalb noch nicht gelassen. Diese zur Schau gestellte Scheingelassenheit bricht unter Belastungen schnell zusammen. Wahre Gelassenheit ist deshalb so selten, weil sie nicht durch einen Schnellkurs in Psychotechnik erworben werden kann, sondern nur durch eine Änderung des Soseins. Gelassenheit stellt sich nicht von selbst ein, sondern ist ein Ausdruck geistig-seelischer Grösse. Je mehr ich «Ich selbst» bin, desto gelassener bin ich.

Wie aber werde ich «Ich selbst»? Da ich «Ich selbst» schon bin und schon immer war, brauche ich es nicht mehr zu werden, ich brauche nur zuzulassen, wirklich «Ich selbst» zu sein. Das erreiche ich, indem ich alles loslasse, was nicht – oder nicht mehr – zur mir gehört. Indem ich so eins nach dem anderen loslasse, werde ich immer mehr «Ich selbst» und damit immer gelassener, aber auch immer herzlicher. Ich brauche mich dann nicht mehr darum zu kümmern, ob das richtig oder falsch ist, sondern nur noch darum, ob es «stimmt», ob es zu mir gehört, ob ich es jetzt so bin.

Materielle Gegebenheiten werden dann als «gleich-gültig» angesehen und Belastungen werden als «Auf-Gaben» des Lebens freudig gelöst. Dieses Gelöstsein zeigt sich auch in dem Freisein von Muskelverspannungen und der auffallenden Grazie der Bewegungen.

Man ist nicht mehr bereit, sich an Normen oder an Erwartungen der Gesellschaft anzupassen, wenn sie nicht dem eigenen inneren Masstab entsprechen. Aus diesem inneren «Selbst-Bewusstsein» tritt man der Umwelt aufgeschlossen und aktiv entgegen, aber immer freundlich und zuversichtlich. So wie eine Rose, die sich auch keine Gedanken über ihr Rose-sein macht, einfach sie selbst ist. Ihr ist es gleich, ob die anderen sie begeistert bewundern oder achtlos an ihr vorübergehen, sie ist sich selbst genug. Aus diesem «Selbst-Bewusstsein» entsteht «Selbst-Sicherheit», die Freiheit von der Angst, dass andere etwas verurteilen könnten, was ich gerade tue oder für richtig halte.

Der Schwache will immer allen beweisen, wie stark er ist, um sich ruhig und sicher zu fühlen, und braucht hierzu die Bestätigung durch die anderen. Der Starke fühlt seine innere Stärke. Er lebt sie und braucht hierzu keine äusseren Beweise.

Der «Selbst-Bewusste» geht gelöst und leicht durch die Welt, angstfrei, aggressionsfrei, unbeschwert von der Vergangenheit und unbelastet von Zukunftssorgen in einem Zustand seelischer Leichtigkeit und Frische. Er lebt bewusst im Hier und Jetzt, erfüllt bewusst diesen Augenblick.

Der Sinn unseres Lebens und unser Seinsauftrag ist es, Vollkommenheit zu erreichen. Da unser wahres Selbst bereits vollkommen ist und immer war, brauchen wir also Vollkommenheit weder zu erbitten, noch kann man sie eratmen oder ermeditieren. Man kann sie nicht eressen oder erarbeiten, sondern man braucht sie nur zu erstreben und das loszulassen, was nicht wirklich zu einem gehört.

Wir erkennen hier den engen Zusammenhang zwischen Gesundheit und Gesinntheit.

Im Tagebuch meines Körpers steht meine Lebensgeschichte.

Der Körper ist ein sichtbarer Ausdruck des Bewusstseins. Jedes Organ ist die Entsprechung einer kosmischen Energie, und jeder Körperteil entspricht einem bestimmten geistigen Inhalt. Daher können über bestimmte Körperteile auch bestimmte seelische Probleme «gelöst» werden. Wir bringen unser Bewusstsein mit und bestimmen damit den Zustand unseres Körpers. Im Körper entsteht kein Problem, er ist jeweils nur die Projektionsfläche.

Der Krankheitsverlauf zeichnet getreulich die Lernschritte im Bewusstsein auf, und die Heilung zeigt an, dass der geistige Lernprozess beendet ist. Dadurch wird man auch nach jeder Krankheit reifer sein als zuvor.

So ist Rechnen ein geistiger Vorgang, den wir jedoch zur Vereinfachung als Zahlen auf dem Papier auf eine materielle Ebene übertragen können. Das ist jedoch immer nur ein Hilfsmittel, denn tatsächlich gerechnet wird immer nur im Kopf — es bleibt ein geistiger Vorgang.

Weder Blech noch Farbe verursachen ein Auto. Der Mensch benutzt dieses Material nur dazu, um die Idee des Autos zu verwirklichen. Ebenso verursachen weder Bakterien noch Viren oder Erdstrahlen eine Krankheit. Wir benutzen sie nur als Hilfsmittel, unser Kranksein zum Ausdruck zu bringen. Wenn beim Auto eine Warnlampe aufleuchtet, wissen wir sofort, dass wir uns um die Lampe gar nicht zu kümmern brauchen, sie zeigt uns nur einen Mangel an, und wenn er behoben ist, verschwindet auch das Signal. So sind auch Hass, Wut, Ärger, Aggressionen Signale, die einen Mangel anzeigen, den es zu beseitigen gilt. Krankheit bedeutet nicht nur einen körperlichen, sondern auch einen geistig-seelischen Reinigungsprozess und damit einen aktiven und positiven Schritt auf dem Weg zur Gesundheit und Vollkommenheit.

Vor allem aber macht Krankheit ehrlich. Im Symptom wird sichtbar, was wir vorher nicht sehen wollten oder verdrängt haben. So wird Krankheit ein Hilfsmittel zur Selbsterkenntnis. Denn die meisten Menschen haben zwar Probleme, über ihre Mängel zu sprechen, aber ihre Krankheitssymptome erzählen sie jedem, der sie hören oder auch nicht hören will. Auf diesem Umweg sagt er dann ganz klar, wo es bei ihm fehlt.

Gesundheit ist der Ausdruck vollkommener göttlicher Ordnung im Menschen. Sie bedeutet Heilsein im höchsten Sinne und damit Schönheit, Kraft, Reinheit und Glück. Nur wenn ein Mensch sich in vollkommener Harmonie mit der Natur, seinen Mitmenschen und Gott befindet, kann man sagen, dass er wirklich gesund ist.

Die Weltgesundheitsbehörde sagt es so: «Die Gesundheit ist der Zustand des vollständigen körperlichen und geistigen und sozialen Wohlbefindens und nicht nur des Freiseins von Krankheit und Gebrechen».

Sich des bestmöglichen Gesundheitszustandes zu erfreuen, ist eines der Grundrechte jedes Menschen, ohne Unterschied der Rasse, der Religion, des politischen Bekenntnisses, der wirtschaftlichen oder sozialen Stellung.

Die Gesundheit aller Völker ist grundlegende Voraussetzung für Frieden und Sicherheit; sie hängt von der engen Zusammenarbeit der Einzelmenschen und Staaten ab.

Das gesunde Heranwachsen der Kinder ist von grundlegender Bedeutung; Voraussetzung für ihre gesunde Entwicklung ist die Möglichkeit, trotz wechselnder Umweltbedingungen harmonisch aufzuwachsen.

Für die höchste Entwicklung des Gesundheitszustandes ist von wesentlicher Bedeutung, dass die Wohltaten der medizinischen, psychologischen und des damit zusammenhängenden Wissens allen Völkern nutzbar gemacht werden».

Die Bedeutung der rechten und der linken Körperhälfte

Die rechte Körperhälfte symbolisiert das Aussen, den Willen, die Weisheit, das Geben, das männliche Prinzip, das Tagesbewusstsein, die Logik und Analyse, rationale Überlegungen, Aktivität und Yang.

Die rechte Körperseite wird von der linken Gehirnhälfte innerviert.

Die linke Körperhälfte symbolisiert das Innen, das Gefühl, die Liebe, das Nehmen, das weibliche Prinzip, die Imagination, die Meditation, den Geruch, das Denken, die Synthese und Yin.

Die linke Körperseite wird von der rechten Gehirnhälfte innerviert. Harmonie ist die vollkommende Verbindung beider Hälften.

Körperliche Reaktionen in der Umgangssprache

Atmung

Jede gefühlsmässige Veränderung spiegelt sich auch in der Atmung wider.

Da stockt mir der Atem
Da bleibt mir die Luft weg
Da wage ich kaum zu atmen
Eine atemberaubende Spannung
Eine atemlose Stille
Eine erstickende Atmosphäre
Da muss ich erst einmal Luft holen
Jemandem etwas husten
Jemanden anblasen oder anpfeifen
Dampf ablassen
Seiner Wut Luft machen

Augen

Kurzsichtig oder weitsichtig handeln
Blind für etwas sein
Etwas nicht sehen wollen
Auf einem Auge blind sein
Löcher in die Luft starren
Die Augen «blitzen», leuchten oder strahlen
Etwas kann ins Auge gehen
Liebe macht blind
In jemanden vergucken

Galle

Er spuckt Gift und Galle
Er ärgert sich grün und gelb oder schwarz
Mir läuft die Galle über

Haltung

Die innere, geistig-seelische Haltung eines Menschen spiegelt sich auch in seiner äusseren Haltung wider.

Er hat einen breiten Buckel
Kein Rückgrat haben
Vor jemandem katzbuckeln
Das Schicksal hat ihn gebrochen
Ein aufrechter Mensch sein
Haltung zeigen in einer Situation
Etwas auf sich nehmen
Sich auf etwas versteifen
Sich übernehmen

Halsregion

Ein Bissen bleibt im Halse stecken
Das Wasser steht einem bis zum Hals
Sich etwas aufhalsen
Ein Geizhals oder Geizkragen sein
Den Hals nicht voll bekommen, nicht voll genug kriegen
Halsstarrig oder hartnäckig sein
Sich den Hals brechen
Den Nacken beugen
Sich den Hals nach etwas verrenken

Etwas kann den Hals kosten
Zuviel auf den Hals geladen bekommen
Das hängt mir zum Hals raus

Haare und Haut

Eine haarsträubende Situation
Etwas geht unter die Haut
Etwas kostet Haut und Haare
Etwas geht mir gegen den Strich
Ich möchte aus der Haut fahren
Ich bekomme eine Gänsehaut
Bei etwas Haut und Haar riskieren
Blass werden vor Schreck
Vor Scham erröten
Haarspalterei ist das

Herz

Das Herz ist unser Gefühlszentrum und der Sitz der Liebe. Es steht im Gegensatz zum Verstand und hat statt Wissen Weisheit.
Sich etwas zu Herzen nehmen
Sein Herz verlieren
Mein Herz springt/zerspringt vor Freude
Das Herz rutscht in die Hose
Das Herz bleibt vor Schreck stehen
Es liegt mir sehr am Herzen
Hochherzig, kaltherzig, hartherzig, warmherzig, halbherzig, treuherzig oder unbarmherzig sein
Jemanden von ganzem Herzen lieben
Jemanden in sein Herz schliessen
Die Herzen finden zueinander

Herzeleid und Herzenslust
Mit ganzem Herzen bei der Sache sein
Das gebrochene Herz
Tun, was das Herz einem eingibt
Sein Herz verschenken

Kopf

Der Kopf ist die «Hauptsache» des Menschen und daher Projektionsfläche für viele Disharmonien.

Den Kopf oben behalten
Sich den Kopf zerbrechen
Kopflos handeln
Den Kopf ziemlich hoch tragen
Weinen vor Kummer und Schmerz
Das macht mir Kopfschmerzen

Magen

Das liegt mir schwer im Magen
Alles in sich hinein fressen
Etwas schlägt mir auf den Magen
Mir dreht sich der Magen um
Etwas nur schwer verdauen
Etwas liegt wie ein Stein im Magen
Etwas verdirbt mir den Appetit
Auf jemanden sauer sein
Mir ist zum Kotzen

Nase

Jemanden nicht riechen können
Eine feine Nase haben
Von jemandem die Nase voll haben
Einen guten Riecher haben
Verschnupft sein

Nieren

Etwas geht einem an die Nieren
Etwas auf Herz und Nieren prüfen
Etwas im Urin haben

Ohren

Wer nicht hören will muss fühlen
Für etwas taub sein
Auf dem Ohr hört der nichts
Auf jemanden hören

Stuhlgang

Vor etwas Schiss haben
Durchfall
Jemanden anscheissen
Er ist ein Korinthenkacker
Vor Angst in die Hose machen

Zähne

Daran habe ich noch lang zu kauen
Verbissen sein
Zähneknirschend zustimmen
Die Zähne zusammenbeissen
Sich durchbeissen

Lieber Leser, liebe Leserin!

Dieses Buch soll ein Arbeitsbuch sein. Lesen Sie die folgenden Seiten mit dem Schreibzeug in der Hand, und tragen Sie Ihre ganz persönlichen Notizen ein. Beschreiben Sie den Zustand Ihres Organs mit den Worten, die Ihnen gerade einfallen! So erhalten Sie eine tagebuchähnliche Bestandsaufnahme Ihres Körpers, auf die Sie – zu Vergleichszwecken – später immer wieder zurückgreifen können. Reden Sie mit Ihren Organen – und Sie werden die «Sprache der Organe « noch besser verstehen.

Die «Sprache» der Organe von A — Z

Die Augen

Die Augen sind ein besonders wichtiges Organ. Sie vermitteln dem Menschen nicht nur etwa 80 Prozent seiner gesamten Sinneseindrücke, sondern sie sind auch ein «Fenster ins Innere». Nicht umsonst werden sie auch als «Spiegel der Seele» bezeichnet. Durch die Augen kann man bis auf den Grund des Wesens schauen. Man kann den Grad des Bewusstseins ebenso wie die momentane Stimmung und Gemütsverfassung, den Gesamtcharakter ebenso wie den Grad der Aufmerksamkeit und die unwillkürlichen Reaktionen feststellen. Die leisesten Regungen und Veränderungen des Bewusstseins und des Empfindens—hier kommen sie «augenblicklich» zum Ausdruck.

Das Auge zeigt untrüglich:

— den Grad des Bewusstseins
— den Stand der seelischen Entwicklung
— den Grad der momentanen Aufmerksamkeit
— die momentane Stimmung
— den Gesundheitszustand

Im Auge erkennen wir Wut, Angst, Ärger, Leid oder Kummer ebenso wie Liebe, Heiterkeit, Güte und Wohlwollen. Nicht umsonst spricht der Volksmund vom «bösen Blick».

Je weiter die Augenachse nach oben verlagert ist, desto phantasievoller, ideenreicher und entrückter ist der Mensch, desto mehr ideelles oder religiöses Bewusstsein erfüllt ihn.

Je weiter die Augenachse nach unten verlagert ist, desto mehr materielles Streben und eine sinnlich triebhafte Einstellung herrschen vor.

Das rechte Auge hat einen Bezug zum äusseren Leben, zum Willen und Verhalten. Das linke Auge macht das innere Erleben deutlich, das Empfinden.

Wer «auf einem Auge blind ist», will etwas nicht sehen, sieht nur seinen Standpunkt. Wir haben aber zwei Augen, damit wir zwei Standpunkte wahrnehmen, und zwar gleichzeitig, und die verschiedenen Eindrücke zu einem Bild vereinen. Nur so bleiben wir geistig beweglich.

Wer wirklich nur auf einem Auge sieht, dem fehlt räumlich eine Dimension, das Bild hat keine Tiefe, ist nicht plastisch. Seine Sicht wird dadurch flach.

Die Irisdiagnostik benützt das Auge als «Spiegel des Körpers», obwohl es ebenso zuverlässig ein Spiegel der Seele und des Gemütes ist. Wird das Wesen von einem Gefühl überwältigt, sind es die Augen, die dieses überfliessende Gefühl zum Ausdruck bringen, indem sie «in Tränen ausbrechen».

Im Auge spiegelt sich allerdings auch die momentane Denkrichtung. Wenn wir aufmerksam sind, ist der Blick geradeaus gerichtet, das Auge hell und klar. Sobald wir scharf beobachten, verengt sich die Lidspalte und wird immer schmaler. Bei nachlassender Aufmerksamkeit öffnet sich die Lidspalte, die Pupille wird weiter, der Blick «verschleiert» sich schliesslich. Ist das Bewusstsein gar nicht anwesend, starren wir Löcher in die Luft, das Auge wird voll geöffnet, die Linse auf unendlich eingestellt — wir sehen nicht mehr klar.

Auch viele Ausdrücke, die Denkvorgänge bezeichnen, sind vom Sehen abgeleitet, wie: Ausblick, Einblick, Einsicht, Übersicht, Vorsicht, Nachsicht, Ansicht, offensichtlich und versehentlich, usw.

Schon der amerikanische Augenarzt Dr. Bates entdeckte zu seiner Überraschung, dass das Sehvermögen eng mit dem Denkvermögen zusammenhängt. Jede Verbesserung des Sehvermögens hat einen unmittelbaren Einfluss auch auf die Funktion der anderen Sinne, also auf das Gehör, Gefühl, den Geschmack und den Geruch. Doch auch die körperlichen Funktionen verbessern sich, wenn die Augen besser werden, sogar die Atmung und die Verdauung haben einen engen Bezug zum Sehen. Sogar die Konzentration, das Gedächtnis, die Denkfähigkeit und das Erinnerungsvermögen, sowie das Vorstellungsvermögen verbessern sich mit dem Sehen.

Doch auch die Art der die Gedanken begleitenden Gefühle spiegelt sich im Auge. Jede negative Regung verdunkelt die Iris, jede positive erhellt sie wieder und zwar unabhängig von der Augenfarbe.

Angst, Ärger, Hass, Kummer, Sorgen, körperlicher Schmerz sowie seelisches Leid lassen die Iris immer dunkler werden, bis sie fast schwarz erscheint. Sind wir jedoch von Heiterkeit erfüllt, von Zuversicht und freudiger Erwartung, von Hoffnung, Zuneigung, Güte oder gar Liebe, lässt dies unsere Augen «blitzen» oder gar leuchten und Liebende «strahlen» sich sogar an. Der Volksmund nennt das sich verlieben auch «vergucken». Die Verliebten sehen nicht mehr klar, denn Liebe macht bekanntlich blind, und das kann natürlich auch «ins Auge gehen».

Störungen in der geistig-seelischen Haltung eines Menschen zeigen sich im Auge am häufigsten als Kurzsichtigkeit oder Weitsichtigkeit. Manche Brillenträger haben eine eigentümliche Angewohnheit. Sie nehmen während einer Unterhaltung ständig die Brille ab, um sie gleich darauf wieder aufzusetzen. Nach kurzer Zeit wiederholt sich dieser Vorgang immer wieder. Wenn man die Unterhaltung dabei aufmerksam verfolgt, erkennt man diese kleine Geste einer scheinbaren Nervosität sofort als Signal der Bereitschaft oder Ablehnung, sich mit dem Gesagten auseinanderzusetzen. Auf diese Weise kann der Kurzsichtige den Grad seiner gefühlsmässigen Belastung steuern, denn das Abnehmen der Brille zeigt das Bedürfnis, nicht mehr soviel «mitzubekommen».

Kurzsichtigkeit

Kurzsichtigkeit ist ein Ausdruck der Angst vor der Aussenwelt. Wer den Tatsachen des Lebens nicht gern in die Augen sieht, der lebt kurzsichtig, und so wird er auch kurzsichtig, wenn er nicht lernt, sich den Aufgaben des Lebens zu stellen. Die Kurzsichtigkeit ist zwar besonders häufig in der Jugend, denn dem Jugendlichen fehlt noch der Überblick, die Weitsicht. Er will noch gar nicht in die Zukunft (Ferne) sehen, ihn interessiert nur der Augenblick, und so fehlt ihm auch noch die «Weitsicht». Doch kann die Kurzsichtigkeit auffällig nach dem zwanzigsten Lebensjahr wieder zurückgehen, in dem Masse vermutlich, wie man an Weitsicht gewinnt.

Sympathikus = Autonomes Nervensystem
Parasympathikus = Entgegengesetzt wirkender Teil des vegetativen Nervensystems

Das Auge wird, wie die meisten anderen Organe, von der Nerventätigkeit des Sympathikus und des Parasympathikus beeinflusst. Kurzsichtige Menschen sind besonders häufig «Parasympathiker» und damit weniger emotional erregbar, duldsamer und ordentlicher, und sie neigen dazu, sich von den äusseren Dingen zurückzuziehen, um verstärkt das innere Wachstum zu fördern.

Ein kurzsichtiger Mensch kann nahe Dinge ganz gut sehen, während fernere undeutlich erscheinen. Eine Rolle scheinen Leistungsdruck und Stress zu spielen, aber besonders die Vorliebe für süsse oder minderwertige Ernährung, aber auch Unterernährung spielen eine grosse Rolle, besonders in den armen Ländern der Dritten Welt.

Häufig findet man bei kurzsichtigen Menschen eine deutlich verengte geistige Einstellung, Furcht vor der Zukunft und Angst oder Abneigung, die volle Verantwortung für das eigene Leben zu übernehmen, meist verbunden mit Schüchternheit und Introversion.

Der Anteil der Kurzsichtigkeit ist bei den Intellektuellen besonders hoch. Man kann daraus schliessen, dass Kurzsichtigkeit auf die betonte «Naharbeit», hier also auf das Leben, zurückzuführen sei. Es kann jedoch auch umgekehrt sein, dass ein introvertierter Mensch mehr liest und daher gebildeter ist, wobei die betonte Nahsicht die Kurzsichtigkeit verstärkt.

Experimente mit Tauben, Katzen, Hühnern und Affen scheinen diese Nahsichtthese zu bestätigen. Auch die Tatsache, dass Zooaffen und Stallkühe häufiger Kurzsichtigkeit aufweisen als freilebende Tiere. Die Überspannung der Nerven und Muskeln, die durch ein fast ausschliessliches Einstellen auf sehr nahe liegende Dinge verursacht wird, lässt die Muskeln des Auges allmählich erstarren.

Leptosomer Typus = Schlanker Körperbau mit mageren Gliedmassen

In der Literatur gilt der leptosome Typus als anfällig für Kurzsichtigkeit. Bei ihm überwiegen besondere Persönlichkeitsmerkmale wie die Hemmung, Angst oder Aggressionen angemessen zu äussern. Er gilt als introvertiert und selbstorientiert. Auch ist ein besonderes Atemmuster auffällig.

Im Körper des Kurzsichtigen sind Anzeichen dafür zu erkennen, dass früher wiederholte Erlebnisse wie Angst, Erschrekken und familiäre Eindrücke nicht bewältigt und in der Muskulatur abgeblockt und eingefroren wurden. Die Brust ist meist flach, um das volle Einatmen zu verhindern, bevor die überwältigenden Gefühle das Innere erreichen. Die hauptsächliche Muskelblockierung beim Kurzsichtigen ist daher nicht in den Augen, sondern im Körper zu finden und blockiert den Energiefluss, bevor er die Augen erreicht. Bleibt diese kontraktive und rezeptive Phase eingefroren, so kann Kurzsichtigkeit die Folge sein.

Kurzsichtigkeit ist daher immer ein Ausdruck einer zu starken Subjektivität. Man sieht alles zu sehr aus der eigenen Sicht – durch die eigene Brille. Dabei soll gerade die Kurzsichtigkeit zwingen, einmal auf sich selbst zu sehen, um das Naheliegende klar zu erkennen, aber der Kurzsichtige will diese Dinge nicht sehen, und so wird er durch das Symptom gezwungen, einmal sich selbst anzusehen, um zur Selbsterkenntnis zu kommen. Aber nicht, indem er alles auf sich bezieht, sich in den Mittelpunkt rückt, ohne sich wirklich dabei wahrzunehmen, weil die Wahrheit und Wirklichkeit unbequem ist. Die Kurzsichtigkeit ist immer eine Aufforderung, sich selbst wirklich anzuschauen und wahrzunehmen, und daraus die «notwendigen» Konsequenzen zu ziehen.

Der Kurzsichtige versteht die Aufforderung jedoch meist nicht und zieht sich in sich zurück, ohne sich wahrzunehmen oder auch nur anzuschauen. So wird er eher schüchtern, emotional gehemmt und «vergeistigt». Er ist schwerer zu erregen und kontrolliert seine Gefühle stärker als andere. Sozial gesehen, ist er angepasster und erwünschter als der Normalsichtige. Entweder vermeidet er Störungen oder erträgt sie geduldig bedeutend länger als üblich, ohne zu klagen.

Ein Völkervergleich zeigt, dass es in China dreimal so viele Kurzsichtige gibt wie Weitsichtige, während in Japan sogar sechsmal mehr Menschen kurzsichtig als weitsichtig sind. Das heisst konkret, dass mehr als 50 Prozent der Japaner kurzsichtig sind. Das ist der höchste Prozentsatz, den man bisher bei einem Volk festgestellt hat, und es wird verständlich, wenn man bedenkt, dass es zur Erziehung des Japaners gehört, seine Gefühle nicht zu zeigen, sondern hinter einem Lächeln zu verbergen, dem anderen nicht zu widersprechen und sich der Gruppe oder Gemeinschaft anzupassen. Er ist aus unserer Sicht übertrieben höflich und unterwürfig, ehrgeizig und zurückhaltend.

Die Entstehung der Kurzsichtigkeit

Nach jüngsten Untersuchungen tragen 53 Prozent der Bundesbürger ständig und 27 Prozent gelegentlich eine Brille. In den meisten Fällen ist die Kurzsichtigkeit der Grund, und 90 Prozent der jugendlichen Brillenträger sind kurzsichtig. Dabei hat sich die Kurzsichtigkeit erst im letzten Jahrhundert so verbreitet, dass man geradezu von einer Epidemie sprechen kann. Was ist der Grund?

Da die Kurzsichtigkeit meist zwischen dem 12. und 16. Lebensjahr auftritt, bietet sich die sogenannte «Naharbeitstheorie» an, denn das ist das Alter, in dem die Jugendlichen in der Schule und daheim viel Naharbeit zu leisten haben. Es ist allerdings auch die Zeit der Pubertät, also eine Zeit, in der auch geistig die Sicht in die Nähe gerückt wird, denn es sind in dieser Zeit wesentliche Umstellungen zu bewältigen. Es ist die Zeit, in der der Jugendliche zum Geschlechtsbewusstsein erwacht, aber auch zum Gemeinschaftswesen, weshalb er sich in dieser Zeit am liebsten in Gruppen aufhält. Die Natur will also, dass er sich verstärkt in dieser Zeit mit sich selbst beschäftigt, um die notwendige Entwicklung vorzunehmen.

Auffällig ist die Tatsache, dass vor allem Gymnasiasten (35 Prozent) kurzsichtig werden, während die Kurzsichtigkeit bei Hauptschülern entsprechend geringer ist (5 - 6 Prozent). Das könnte zu dem Schluss verleiten, dass die Kurzsichtigkeit mit der Bildung zusammenhängt, aber dagegen spricht, dass auch 70 Prozent der Arbeiterinnen in der Textilbranche unter Kurzsichtigkeit leiden, wenn ihre Arbeit ständige Nahsicht erfordert. Diese Erscheinung findet sich auch bei Schriftsetzern. Doch wenn die Naharbeit schuld ist, warum werden dann nicht alle kurzsichtig? Hier müssen wir an das genetische Erbe denken, denn sie kann auch auf Grund einer vererbten Augenanomalie auftreten. Es muss also auch hier nach einem «dispositionellen Faktor» gesucht werden, der wohl die entscheidende Rolle spielt.

Wenn man einmal diesen «dispositionellen Faktor» als gegeben annimmt, dann müsste eine Beseitigung oder zumindest Abschwächung dieses Faktors zu einer Verringerung der Kurzsichtigkeit oder gar zu einer Beseitigung führen.

In diese Richtung zielt das «Augentraining», das ursächlich auf den amerikanischen Augenarzt Dr. Bates zurückgeht, aber inzwischen wesentlich erweitert und verbessert wurde. Bates betrachtet die Kurzsichtigkeit als Konsequenz chronischer Verspannungen der äusseren Augenmuskulatur, was sicher richtig ist. Aber es bleibt dann die Frage: Was verursacht die chronische Verspannung dieser Muskulatur? Um auch die psychologischen Faktoren zu erfassen, beziehen viele Sehtrainer die Atemtherapie und spezielle Formen der Selbsthypnose mit ein. In meiner eigenen Praxis hat sich vor allem die Anwendung von Reinkarnationstechniken bewährt, weil immer wieder unmittelbar nach einer Rückführung, bei der die Sehschwäche gar nicht angesprochen wurde, Sehschwächen verschwanden oder doch verbessert wurden. Offensichtlich wird hierbei eine «andere Sicht der Dinge» erreicht, was sich unmittelbar auch auf die Augen auswirkt.

Einen Nachteil haben alle diese Therapien: Sie setzen erst ein, wenn die Fehlsicht bereits vorliegt. Viel wichtiger aber wäre, diese «Fehlsicht» der Dinge gar nicht erst aufkommen zu lassen, indem die geistig-seelische Haltung entsprechend rechtzeitig beeinflusst wird. Das könnte erreicht werden durch ein möglichst angstfreies Leben oder eine sofortige Bearbeitung und Auflösung der Angst. Dies bedeutet Psychohygiene und die Vermittlung einer allgemeinen Lebensphilosphie schon beim Jugendlichen, die Verkrampfung gar nicht erst aufkommen lassen oder ihnen doch frühzeitig entgegenwirken.

Weitsichtigkeit

Der Weitsichtige sieht zwar entfernte Gegenstände besser als nahe, doch erkennt er auch die nicht immer deutlich. Dies ist im wesentlichen auf zwei Ursachen zurückzuführen:

1) Eine Verkürzung des Augapfels.
2) Eine Verhärtung der Linse.

Im zweiten Fall spricht man dann von Altersweitsicht, da sich zwischen dem vierzigsten und fünfzigsten Lebensjahr bei den meisten Menschen die Linsen verhärten und so die Fähigkeit verlieren, sich auf kurze Entfernungen einzustellen. Wer in der Jugend etwas kurzsichtig war, kann so einen Ausgleich erfahren und dann noch als Achtzigjähriger kleine Schriften lesen.

Bei der allgemeinen Weitsichtigkeit können wir davon ausgehen, dass der Körper in einem Zustand zurückgehaltener Wut oder Ärger verharrt, der gleichzeitig die Ausatmungsphase behindert oder blockiert. Es besteht also eine starke extravertierte Haltung, die aber durch Erziehung, Umwelteinfluss und gesellschaftliche Prägung nicht zum Ausdruck gelangt und in der Muskulatur gewissermassen eingefroren wird.

Weitsichtigkeit zeigt uns, dass der Mensch die erforderliche Weitsicht aufgrund seiner Lebenserfahrung und der damit verbundenen Weisheit nur auf der körperlichen Ebene verwirklicht hat, als «Weitsichtigkeit», ohne jedoch die entsprechende «Weitsicht» zu entwickeln. Diese «Verhärtung» in der geistig-seelischen Haltung kommt als «Altersweitsichtigkeit» zum Ausdruck und zeigt gleichzeitig, woran es in Wirklichkeit mangelt. Die wirklich wichtigen Dinge des Lebens sollten nun im Mittelpunkt des Bewusstseins stehen. Der Mensch sollte seine geistige und visuelle Beweglichkeit erhalten, indem er vermeidet, in steife, unbewegliche Haltungen und Gewohnheiten zu verfallen, was sich auch auf seine Augen auswirkt.

Der Graue Star

Beim Grauen Star handelt es sich um eine Störung des Stoffwechsels. Die Linse wird falsch oder mangelhaft ernährt, und es befinden sich Stoffwechselreste in der Linse, die den Blick und auch die Hornhaut trüben. Der Graue Star kann ganz plötzlich bei unerwünschten Ereignissen oder mit dem Besuch unerwünschter Personen auftreten und ebenso plötzlich wieder verschwinden. Er tritt häufig auch in Verbindung mit Diabetes auf.

Hilfreich ist eine Umstellung der Ernährung, was geistig-seelisch bedeutet, dass wir die falschen «Eindrücke» in uns aufnehmen. Weiter ist es erforderlich, den Bewegungsmangel zu beseitigen und damit auch geistig-seelisch wieder beweglicher zu werden, damit wir nicht in bestimmten Ansichten erstarren. Wenn wir in bestimmten Ansichten erstarren, dann starren wir auch mit den Augen. Ausserdem ist generell die falsche Lebensweise zu ändern, das heisst, geistig-seelisch die Lebensgesetze zu erkennen und wieder zu beachten, also in Harmonie mit dem Leben zu sein.

Auch Fasten ist sehr hilfreich, das heisst geistig-seelisch Zurückhaltung und Masshalten üben. Dann sind die Atemgewohnheiten zu verbessern, das heisst, wieder Anteil zu nehmen an der äusseren Welt, zumindest mehr als bisher und zwar wörtlich seinen Anteil zu nehmen und zu geben. Falls der Graue Star in Verbindung mit Diabetes auftritt, dann heisst das geistig-seelisch, dass wir wieder lernen müssen, Liebe zu geben und auch wirklich anzunehmen, wo sie uns entgegengebracht wird.

Solange das nicht oder unzureichend geschieht, solange sehen wir nicht wirklich klar, und so trübt sich auch unsere Hornhaut und damit unser Blick, bis wir die Fähigkeit ganz verlieren, die Dinge wahrzunehmen, so wie sie wirklich sind. Wenn wir etwas nicht sehen wollen, führt das letztlich dazu, dass wir es nicht mehr sehen können.

Der Grüne Star

Der Grüne Star führt über den inneren Druck, unter den ein Mensch sich setzt oder setzen lässt, zu einem erhöhten Augeninnendruck und damit zu einer zunehmenden Einschränkung des Gesichtsfeldes bis zum Röhrensehen. Der Volksmund sagt, «am Schluss schaut man in die Röhre». Hier ist also vordringlich die Gefühlsblockade zu lösen, die durch ungelöste Angst, Sorge, Trauer über einen Verlust entsteht.

Als äusseres Zeichen für die Blockade der Auflösung des Gefühlsstaus blockieren die Tränenkanäle durch nichtgeweinte Tränen. Hilfreich ist das «Hindurchatmen», also in der Vorstellung durch die Augen ein- und ausatmen. Wird der Atem gelöst, löst sich auch der innere Druck, und wir werden wieder freier. Besser ist es, die Ursache zu erkennen, die zu der Gefühlsblockade geführt hat und sich mit ihr auseinanderzusetzen. Man wird fast immer eine sehr tiefsitzende Depression finden, und es kann Wochen dauern, bis man sie in der Konfrontation durcherlebt hat. Das ist zwar schmerzhaft, aber nur so kann man sie lösen. Es war eine alte Aufgabe, die man damals unter«drückt» und damit nicht gelebt und gelöst hat. Über die Erhöhung des Augeninnendrucks zwingt uns der Organismus, uns damit zu befassen und uns endlich davon zu befreien.

Natürlich sind alle Arten von tiefgreifender Entspannung hilfreich wie Autogenes Training, Yoga, Atemübungen, Imaginationstechniken, Psychokybernetik, Selbsthypnose, Feldenkrais und Bates-Augenübungen (siehe auch meine Kassette «Optimal sehen ohne Brille»). Wird aber die Ursache nicht erkannt und aufgelöst, dann kann jede Entspannung eben nur eine vorübergehende Entspannung, aber keine Lösung bringen. Man hat keinen «Überblick» mehr und sieht die Welt wie durch Scheuklappen. Es mag schmerzhaft sein, sich mit der Wirklichkeit zu befassen, aber es ist der einzige Weg zur Heilung.

Die Bindehautentzündung

Die Bindehautentzündung macht einen ungelösten Konflikt sichtbar. Wir haben Schmerzen in den Augen und erfahren Erleichterung, indem wir die Augen schliessen. Geistig-seelisch bedeutet das: Wir verschliessen die Augen vor einem Konflikt, den wir nicht sehen wollen.

Suchen wir auch hier nicht die vorübergehende Erleichterung, sondern die Lösung, das heisst, dem Konflikt ins Auge zu schauen, die Wirklichkeit hinter dem Schein zu erkennen und das «Notwendige» zu tun, um den Konflikt wirklich zu lösen. Ist der Konflikt erkannt und gelöst, verschwindet das Symptom, die Bindehautentzündung, von selbst.

Augendruck

Bei Augendruck muss ich mich fragen: Wo stehe ich durch meine Ansicht unter Druck? Was unterdrücke ich? Wo kann sich durch meine Fehlhaltung oder mein Fehlverhalten Wirklichkeit nicht ausdrücken?

Augenblutungen

Bei Blutung im Auge müssen wir dieses Symptom in die Einzelaussagen zerlegen.

Blut — Wesen
Blutung — Verletzung
Auge — Wahrnehmung

Die Frage ist also: Wo wird durch meine Wahrnehmung mein Wesen verletzt?

Farbenblindheit

Farbenblindheit zeigt immer die Blindheit für die Vielfalt und Farbenfreudigkeit der Natur und des Lebens. Der Farbenblinde sieht alles grau in grau, kann feine Farbtöne nicht wahrnehmen. So kann er gewisse Unterschiede nicht erkennen und ist auch meist selbst ein «farbloser» Mensch.

Aus alledem ergibt sich die Erkenntnis, dass man bei Augenproblemen sich bestimmte Fragen stellen sollte, wie:

— Wo ist meine Wahrnehmung gestört?
— Wo habe ich falsche Ansichten?/Fehlsicht?
— Was will ich nicht sehen?
— Was wollen mir die Lebensumstände sagen?
— Wo habe ich Angst, die Dinge klar und deutlich zu sehen?
— Bin ich überhaupt bereit und fähig, die Dinge so zu sehen, wie sie wirklich sind?
— Wie kann ich das Sehen zur grösseren Einsicht nutzen?

Die Bandscheiben

Die Bandscheiben haben in der Wirbelsäule, die für unseren inneren Halt und damit auch für unsere Haltung verantwortlich ist, eine Pufferfunktion. Sie fangen Belastungen ab, und so zeigen Probleme mit den Bandscheiben immer eine Überlastung. Wenn wir uns übernehmen und die Bandscheiben die Überlastung nicht mehr ausgleichen können, dann zwingt uns der Organismus mit einem nicht zu ignorierenden Schmerz dazu, kürzer zu treten und weniger zu tun.

Der Betroffene versucht zunächst meist, diese sehr sinnvolle Reaktion des Organismus mit einem Schmerzmittel zu unterbinden, hat damit aber nur vorübergehenden Erfolg, wenn er nicht auch die Ursache beseitigt.

Geistig gesehen will der Organismus zum Nachdenken zwingen, warum wir uns denn soviel aufgeladen haben, dass der Druck zu gross geworden ist. Wer mehr tun will, als ihm gut tut, will damit oft durch äusseres Tun ein inneres Gefühl der Unzulänglichkeit und Kleinheit kompensieren. Richtiger wäre es daher in einer solchen Situation, beim ersten Anzeichen einer Überlastung den Druck dadurch zu beseitigen, dass man äusserlich deutlich weniger tut, dafür aber mehr an sich selbst arbeitet.

Die Bauchspeicheldrüse (Pankreas)

Die Bauchspeicheldrüse hat im wesentlichen zwei Funktionen:

1) Im exokrinen Teil werden etwa 1-1,5 Liter Verdauungssäfte pro Tag produziert. Sie enthalten aber auch Enzyme, die Katalysatoren sind, weil sie die Vorgänge beschleunigen, umformen und entwickeln. Bei Resignation sind wir zuwenig aggressiv und leiden daher unter Enzymmangel. Die fehlende Aggression muss durch ein Enzympräparat (z.B. Pankreon) ausgeglichen werden. Resignation behindert unsere Entwicklung, die erforderliche Umformung findet nicht oder ungenügend statt, was sich auf der körperlichen Ebene als Verdauungsstörung zeigt. Geistig drehen wir uns im Kreis, sehen keinen Ausweg oder mobilisieren nicht die erforderliche Kraft.

2) Im endokrinen Teil produzieren die Inselzellen das Insulin. Sind diese Inselzellen nicht produktiv genug, führt diese Unterproduktion zu Diabetes. Der Diabetiker wird sauer, weil er mit der Liebe nicht umgehen kann. Er traut sich nicht, seine Liebe einzugestehen — seine «süssen» Wünsche werden verdrängt, nicht gelebt. Er lebt vom Ersatz, und so muss er auf der körperlichen Ebene auch zum Süssstoff greifen, als Ersatz für den Zucker — ein Leben auf der Ersatzebene. Die Liebe wird nicht aufgenommen, und so wird auch der Zucker über den Urin ausgeschieden. Wer aber nicht geniessen kann, der wird selbst bald ungeniessbar. Daher muss der Diabetiker lernen, sich seine süssen Wünsche einzugestehen, Liebe zu geben und zu nehmen, von der Ersatzebene auf die Ebene der Wirklichkeit zurückzukehren und wirklich zu leben.

exokrin = von Drüsen nach aussen absorbierend
endokrin = von Drüsen mit innerer Sekretion

Das Bindegewebe

Das Bindegewebe verbindet die einzelnen Organe und Körperteile zu einem Organismus. Ist diese Verbindung geschwächt, entsteht ein Mangel an innerem Halt und Spannkraft und damit eine Tendenz zum Ausweichen und Nachgeben. Daraus resultiert auch eine grössere Empfindlichkeit, die sich am Körper beim geringsten Anstoss als blauer Fleck zeigt.

Die Aufgabe bei Bindegewebsschwäche liegt klar auf der Hand. Das ganze Sein muss gestrafft und gestärkt werden. Es ist zu prüfen, wo es an innerem Halt fehlt, und die Schwachstellen sind zu beseitigen oder zu stärken. Vor allem muss man lernen, nicht mehr überall Anstoss zu nehmen und seine Empfindlichkeit abzubauen. Wenn wir lernen, die anderen so zu akzeptieren, wie sie sind, werden wir weniger verletzbar.

Diese Straffung der geistig-seelischen Haltung bleibt nicht ohne Rückwirkung auf das Bindegewebe. Natürlich sollte man auch auf der äusseren Ebene alles beitragen, was diese Straffung fördert, also Training, Massage, Wechselduschen und Förderung der eigenen Disziplin. Man fördert sich, indem man sich fordert. Verlangen Sie etwas von sich, und ruhen Sie nicht eher, bis Ihr Vorhaben erfolgreich abgeschlossen ist. Der so erlangten inneren Straffheit wird bald eine deutliche Stärkung der körperlichen Straffheit folgen.

Die Blase

In der Blase werden die von der Niere ausgeschiedenen gelösten Stoffe gesammelt, um den Körper endgültig zu verlassen. Haben sich genügend solcher Stoffe angesammelt, entsteht ein entsprechender Druck, der uns zum Loslassen zwingt, wodurch wir körperlich und geistig erleichtert werden. Sind wir dem äusseren Druck der Umstände nicht mehr gewachsen, wie bei einer Prüfung, im Stress oder bei zu starkem Schmerz, brauchen wir eine Erleichterung. Ist das auf der verursachenden Ebene nicht möglich, handeln wir auf einer Ebene, die das ermöglicht — wir spüren einen Druck auf der Blase und müssen zur Toilette.

Das gilt ebenso beim Bettnässen. Das Kind steht tagsüber so unter Druck, dass es nicht loslassen kann. Sobald dieser Druck im Schlaf nicht mehr bewusst ist, lässt es los. Das Bettnässen ist daher ein «Weinen über die Blase» und erfordert eine Behandlung der Eltern, damit der äussere Druck gemildert oder gelöst wird.

Blasenentzündungen zeigen uns durch das Brennen beim Wasserlassen, wie schmerzhaft das Loslassen erlebt wird, aber auch, wie «notwendig» es bereits geworden ist.

Häufiger Harndrang, bei dem nur geringe Mengen oder gar kein Harn ausgeschieden wird, ist nur ein Ausdruck für die Unfähigkeit, trotz des Druckes auch loszulassen, obwohl der Stoff inzwischen zum Ballast geworden ist.

Bei Blasenschwierigkeiten ergeben sich folgende Fragen:

- Wodurch stehe ich unter Druck?
- Worüber weine ich innerlich?
- Welchen Ballast schleppe ich noch mit mir herum?

Das Blut

Das Blut ist der materielle Träger des Lebens, Sitz der Lebenskraft und entspricht der eigenen Individualität. In jedem Tropfen Blut ist der ganze Mensch enthalten, und wir können aus ihm alles über diesen Menschen erkennen.

Der Blutdruck zeigt Grad und Art der Dynamik eines Menschen. Er entsteht aus dem Zusammenspiel des Blutes und der begrenzenden Blutgefässe. Die Blutgefässe entsprechen den Grenzen, die sich der Entfaltung des eigenen Wesens entgegenstellen.

Bluthochdruck

Sowohl der Mensch mit zu niedrigem als auch der Mensch mit zu hohem Blutdruck gehen den anstehenden Konflikten aus dem Weg, ohne sie zu einer Lösung zu führen. Der zu hohe Blutdruck entsteht durch die ständige Vorstellung einer Leistung, ohne dass die Leistung erbracht wird und damit in Aktivität umgesetzt wird. So kommt es zu einem Dauerdruck, zu einer Dauererregung, die in Erwartung der zu erbringenden Leistung aufrecht erhalten wird. Durch den Überdruck wird kurzfristig mehr Energie zur Verfügung gestellt, die dann jedoch nicht verbraucht wird und als permanenter Hochdruck bestehen bleibt.

Der Blutdruck steigt sobald ein Problem berührt wird, fällt aber wieder, sobald der Betreffende über den Konflikt spricht. Sogar die Vorstellung einer körperlichen Leistung oder einer belastenden Situation genügt, um den Blutdruck steigen zu lassen.

So lassen der psycho-soziale Stress unseres heutigen Lebens mit seiner unterdrückten Aggression, Wut, aber auch Angst und Ärger den Blutdruck steigen. Permanente seelische Belastung führt geradewegs zu Dauerhochdruck. Der Mensch mit zu hohem Blutdruck lebt in einer chronischen Erwartungsspannung, versucht durch Leistung zu glänzen und es sich und anderen recht zu machen. Er wirkt beherrscht, ohne es zu sein.

In Wirklichkeit unterdrückt er die nicht beherrschten Äusserungen der Persönlichkeit nur. Seine Erziehung verhindert, dass er seinen Gefühlen freien Lauf lässt. Der Mensch mit zu hohem Blutdruck flieht ins Handeln, ohne jedoch das Entscheidende zu tun und sich so von dem Konflikt zu befreien. Seine starren Vorstellungen von Leistung und Wohlverhalten führen zu erhöhtem inneren Druck. So ist der Mensch mit zu hohem Blutdruck gesellschaftlich überangepasst, pflichteifrig, gewissenhaft, hat aber tiefsitzende Aggressionen bei äusserlicher Gelassenheit und letztlich eine Unfähigkeit, seine wahren Gefühle zum Ausdruck zu bringen. Der Bluthochdruck ist häufiger bei Männern, und die äussere sogenannte «Selbstbeherrschung» führt letztlich oft genug zum Herzinfarkt. Diese Form der Selbstbeherrschung führt zu einer Kontraktion der Blutgefässe, und der Druck des Blutes und der Gegendruck der kontrahierten Blutgefässe führt zu einer sehr labilen Form von Ausgleich, die irgendwann in der Katastrophe mündet.

Bluthochdruck kann aber auch durch die Unelastizität der Blutgefässe hervorgerufen werden, wie z.B. bei der Verkalkung der Gefässwände. Wir sprechen dann vom altersbedingten Bluthochdruck. Wenn das auch keineswegs zwangsläufig so sein muss, so verlieren viele im Alter die Flexibilität, die Fähigkeit, sich den Gegebenheiten anzupassen und als körperlicher Ausdruck hiervon erstarren die Gefässe.

Niedriger Blutdruck

Ganz anders beim niedrigen Blutdruck. Etwa 3 Millionen Deutsche haben einen zu niedrigen Blutdruck, kommen morgens nicht in Schwung, sind müde und matt. Es fällt ihnen schwer, sich zu konzentrieren, sie werden leicht schwindelig, und manche werden sogar ohnmächtig, weil lebenswichtige Organe, vor allem das Gehirn, nicht mehr ausreichend durchblutet werden.

Diese «Ohnmacht» zeigt auch gleichzeitg, woran es wirklich fehlt. Der Mensch mit niedrigem Blutdruck weicht vor Widerständen zurück, er versucht gar nicht erst, sich durchzusetzen, sondern verschont sich mit Konflikten. Er zieht sich vor Widerständen zurück, und so zieht sich auch sein Blut zurück. Das führt oft zu peripheren Durchblutungsstörungen, einem Ausdruck der Tatsache, dass er mit etwas nicht in Berührung kommen möchte, dass er lieber zurückweicht. So wird Wesentliches nicht mehr ausreichend «belebt». Er entzieht sich der Auseinandersetzung notfalls bis zur Ohnmacht, und damit legt er seine Verantwortung ab. Wer zu niedrigen Blutdruck hat, ist nicht standhaft, stellt sich dem Problem nicht, und hat so mit den Problemen, die sich ihm stellen, nichts mehr zu tun.

Er steht nicht zu einer Sache, will nicht «für etwas gerade stehen». Er weicht der Herausforderung aus, oft auch der Sexualität, die ja auch stark vom Blutdruck abhängig ist. Er zieht sich zurück ins Unbewusste. Niedriger Blutdruck ist häufiger bei Frauen. Im Extremfall sinkt man eben in Ohnmacht und zwingt damit die Umwelt, einen mit dem Konflikt zu verschonen.

Hilfreich bei niedrigem Blutdruck ist Aktivität: Statt den Fahrstuhl lieber die Treppe nehmen, mindestens jeden zweiten Tag radfahren, schwimmen, Tennis spielen, oder nach Jahreszeit Skilanglauf. Kraftsport ist dabei besser als Jogging, weil nicht nur Aktivität fehlt, sondern mehr noch Leistung. Täglich sollte der Puls wenigstens 10 Minuten auf 130 gehalten werden. Wechselduschen, Bürstenmassage in Herzrichtung und ein herzhaftes Frühstück mit Salz und ohne Marmelade sind hilfreich.

Für den Kreislauf sind 5 kleine Mahlzeiten besser als 3 grosse. Alkohol in kleinen Mengen kann den Kreislauf anregen, mehr Alkohol schadet, denn er erweitert die Blutgefässe, und das Blut fliesst noch träger. Auch schwarzer Kaffee hilft vielen, aber nicht jeder kann ihn vertragen, und bei Stress macht Kaffee nicht munterer, sondern müder.

Wenn Ihnen einmal schwarz wird vor Augen, dann hinsetzen oder legen, aber nicht bewegungslos bleiben, sondern die Beinmuskeln anspannen, in der Luft radfahren, zumindest die Beine hochhalten. Bei Schweissausbrüchen trinken, denn oft ist die Flüssigkeitsmenge auch noch zu gering, so dass der Kreislauf zuammenbricht. Im Urlaub lieber etwas unternehmen, anstatt nur zu faulenzen.

Alle diese Massnahmen führen zu einer Aktivität, die die Tatkraft stärkt. Wahre Hilfe bringt jedoch nur eine Änderung der Einstellung. Der Mensch mit niedrigem Blutdruck muss lernen, sich seinen Problemen zu stellen, nicht mehr zurückzuweichen, sondern aktiv zu ändern, was geändert werden sollte.

Da jeder Mangel gleichzeitig das Aufscheinen und auch Aufzeigen einer Möglichkeit einer Aufgabe ist, sollten wir aus jedem Mangel die entsprechende Lehre ziehen. Wir sollten erkennen, dass es uns letztlich an Urvertrauen fehlt, ob wir nun zu hohen oder zu niedrigen Blutdruck haben. Dieses Urvertrauen entsteht in der praenatalen Phase, also vor der eigentlichen Geburt, und ist später nur sehr schwer zu erwerben, aber gerade das ist dann die Aufgabe. Wir müssen erkennen, dass das Leben uns die Aufgaben stellt, die wir zu unserer Entwicklung brauchen und dass Ausweichen das Schicksal nur zwingt, die gleiche Lektion in härterer Form zu wiederholen, bis wir nicht mehr ausweichen können, bis wir uns den Aufgaben des Lebens stellen.

Anämie

Bei Anämie, der Blutarmut, fehlt es meistens an Eisen und damit an Festigkeit. So kann die kosmische Energie, die wir zwar einatmen, nicht in körpereigene Energie umgesetzt werden. Dieser Mangel ist ein körperlicher Ausdruck der Weigerung, unseren Anteil an Aktivität zu leisten, indem wir nicht einmal unseren Anteil an Energie annehmen. Es ist eine besondere Form der «Ich-Schwäche», die zu Lustlosigkeit und Schwäche führt. Auch hier führt die Heilung über die Aktivierung der Kräfte. Wir müssen uns straff führen lernen und von uns verlangen, das «Notwendige» zu tun.

Die Eigenschaften der verschiedenen Blutgruppen

Blutgruppe 0

Liebt das Risiko und die Unabhängigkeit. Sie sind sachlich und nüchtern, blicken auch in schwierigen Situationen durch und erkennen stets, wo sich Vorteile bieten. Sie treiben gern Sport und bleiben meist lange fit.

Blutgruppe A

Optimistisch und voller Selbstvertrauen nehmen Sie auch Unangenehmes gelassen hin. Sie lieben das Leben, sind spontan und dankbar auch für die kleinen Freuden.

Blutgruppe B

Eigenem Urteil trauen Sie mehr als dem Rat anderer. Mit Recht, denn Sie sind praktisch veranlagt und können klar denken. Von Ihren Gefühlen lassen Sie sich nicht irritieren, sondern verlassen sich lieber auf Ihren praktische Verstand. Sie sind sehr auf Ihre Sicherheit bedacht, und Ihren Erfolg verdanken Sie harter Arbeit. Sie sind sensibel, können aber auch recht temperamentvoll reagieren, wenn Ihnen etwas zuwider läuft.

Blutgruppe AB

Sie schlucken Ärger lieber hinunter und wirken eher abweisend und in sich gekehrt. Sie sind höflich, aber von Ihrer Meinung kaum abzubringen. Gefühlsausbrüche sind von Ihnen kaum zu erwarten.

Die Bronchien

Die Bronchien haben die Aufgabe, unser «Grundnahrungsmittel» Luft (geistige Eindrücke) in unseren «Luftmagen», die Lunge, zu leiten und sie dabei zu filtern, also zu «bearbeiten». Dabei können im wesentlichen zwei Störungen auftreten:

1) Die Bronchien können sich entzünden, was zu einer Verschleimung und damit zur Verengung der Bronchien führt (Bronchitis). Der Körper wehrt sich also, bestimmte Eindrücke weiterhin ungehindert hereinzulassen.

2) Die Bronchien können sich verkrampfen, was ebenfalls zu einer Verengung der Bronchien führt (Bronchialspasmen). In beiden Fällen liegt also eine Überforderung vor. Sie kommt meist von aussen, aber man kann sich auch selbst überfordern.

Mögliche Ursache kann eine «Overprotection», eine übersorgte Umwelt, meist die Mutter, sein, die dadurch die eigene Entwicklung behindert. Es kann jedoch auch das Gegenteil die Ursache sein, nämlich ein Mangel an Aufmerksamkeit und Fürsorge, wodurch ebenfalls die eigene Entwicklung behindert wird, da man ohne Hilfe von aussen vielleicht noch nicht fähig ist, diese notwendige Entwicklung selbst vorzunehmen. In beiden Fällen ist kein Raum für die Eigenentwicklung, und der Körper spiegelt dies getreulich wider, im Normalfall als Bronchitis, bei plötzlicher Überforderung als Bronchialspasmen.

Die Brust

Die weibliche Brust ist ein Zeichen von Mütterlichkeit. Sie gibt Nahrung und Geborgenheit. Sie entwickelt sich erst mit dem Frauwerden und bleibt nur beim Menschen dann unabhängig vom Stillen vorhanden. Sie sorgt für permanente sexuelle Anziehung, verlockt und verwöhnt.

Sie ist Ausdruck der Weiblichkeit (Nahrungsquelle). Eine Frau kann zu lange stillen **wollen** oder zuwenig geben **können.**

Bei Störungen der Brust ist eine Partnerschaft geistig-seelisch gestört.

Brustkrebs zeigt körperlich eine Aversion, Bitterkeit, Widerstand oder Überempfindlichkeit gegenüber einem Partner.

Das kann der Ehepartner sein, aber auch ein Kind, der Freund oder ein Lehrer.

Heilung bringt letztlich nur, der Person oder dem Umstand zu vergeben und ihn zu **akzeptieren,** so wie er nun einmal ist — **nicht nur dulden!**

Der Dickdarm

Der Dickdarm hat einen direkten Bezug zum Unbewussten. Der Stau seelischer Eindrücke, sowie die Unfähigkeit, Abstand zu gewinnen, sie wörtlich hinter sich zu lassen.

Verstopfung heisst auch, nicht geben zu können oder nicht hergeben zu wollen, am Überholten festzuhalten, auch die Gefühle nicht äussern zu können, geizig zu sein oder mit seinen Gefühlen zu geizen. Der natürliche Rhythmus und Fluss der Dinge kommt zum Stillstand. Der Dickdarmkranke darf sein Unterbewusstsein nicht mehr zum Abfalleimer unverarbeiteter Eindrücke machen. Daher beginnt die beste Darmreinigung mit einem geistigen Grossreinemachen und Aufräumen. Die Lebensumstände sind zu «bereinigen».

Auch Ängste entstehen oft dadurch, dass gewisse Eindrücke nicht verarbeitet und eingeordnet worden sind und uns so noch «bedrücken».

Wenn eine Situation überhaupt nicht zu bewältigen ist, lassen wir oft ganz los — wir geben auf. Dann kann man sich auch «vor Angst in die Hose machen».

Der Dickdarm ist die Endstation der zu verarbeitenden Eindrücke (Nahrung). Daher sollte der Dickdarmkranke mit jemandem über die Dinge sprechen, die er am liebsten verdrängen möchte oder bereits so erfolgreich verdrängt hat, dass sie ihm nicht mehr bewusst sind. Dann findet sich psychisch wie physisch eine **Lösung.**

Unbewusste Inhalte sind also nicht nur verdrängt worden, sondern man scheut geradezu die Begegnung mit sich, mit seinem ureigensten Selbst. Es sollte also nicht nur nicht mehr verdrängt, sondern akzeptiert werden, so wie es ist.

Der Dünndarm

Der Dünndarm hat eine direkte Beziehung zum Intellekt. Der Dünndarm analysiert und verarbeitet die stofflichen Eindrücke, das Gehirn die nichtstofflichen, also geistigen Eindrücke der Welt.

Beschwerden im Dünndarm zeigen, dass zuviel in die Analyse gegangen wird, zuviel Detail, Kritik, zuviel «Kleinkram».

Der Dünndarmkranke muss sein überkritisches Verhalten abbauen, nicht in den Krümeln suchen, sondern den grossen Zusammenhang erkennen lernen, kein «Haarspalter» zu sein und nicht aus jeder Mücke einen Elefanten machen, nicht sofort zu reagieren, wenn einmal irgendwo etwas nicht gleich so ist, wie es sein sollte.

Wer zu kleinlich denkt, hat oft auch starke Existenzängste.

Auch der Durchfall ist eine Überreaktion des Dünndarms. Hierbei lassen wir uns nicht genug Zeit zur Analyse und Auseinandersetzung mit den Gegebenheiten, wir lassen den Dingen ihren Lauf, und das Dünndarmgeschehen spiegelt diese Haltung getreulich wider. Bei Durchfall müssen wir lernen, nicht einfach nur «Schiss» zu haben, sondern uns differenziert mit den Dingen auseinanderzusetzen, gründlich mit den Umständen zu befassen und sie richtig zu bewerten und zu verwerten.

Die Eierstöcke

Die Eierstöcke dienen der Fortpflanzung des Menschen. Voraussetzung hierfür ist körperlicher Kontakt zu einem Partner, die Bereitschaft den anderen an und ganz in sich aufzunehmen, um gemeinsam etwas Neues werden zu lassen.

Das Ergebnis dieses intimen Kontaktes soll dann, nach einer Zeit der Reife, geboren werden, also von innen nach aussen gebracht werden.

Probleme mit den Eierstöcken zeigen immer, dass der körperliche Kontakt zu einem Partner gestört ist, dass eine unzureichende Bereitschaft, den andern an- und ganz in sich aufzunehmen, um gemeinsam etwas Neues werden zu lassen.

Es zeigt auch, dass man sich nicht genügend äussern kann, dass die Schwierigkeiten nicht zum Ausdruck kommen.

Die Aufgabe ist eindeutig: Die Einheit ist wieder herzustellen, die Fähigkeit und Bereitwilligkeit, den anderen ganz anzunehmen, zu akzeptieren, so wie er nun einmal ist, den Willen zu entwickeln, mit ihm etwas Neues zu schaffen.

Die Fingernägel

Die Fingernägel spiegeln die inneren Vorgänge im Organismus wider.

Ist der Nagelmond zu gross, zeigt das die Neigung zum Herzschlag. Der fehlende Nagelmond zeigt eine nervöse Herzschwäche und Herzneurose.

Längsrillen in den Fingernägeln zeigen eine Darmerschlaffung und Unreinheiten im Blut.

Vertiefungen auf der Oberfläche des Nagels zeigen Milzstörungen an.

Weisse Flecken auf den Nägeln zeigen die Ausscheidung von Unreinheiten an.

Harte Nägel zeigen einen festen Knochenbau. Dünne und weiche Nägel zeigen den schwachen Knochenbau.

Brüchige Nägel zeigen eine Disposition zu Verkalkung.

Leicht einreissende Nägel deuten auf eine Unterleibsstörung hin, besonders bei Frauen.

Wellige Querrillen zeigen den unregelmässigen Mineralhaushalt an, besonders bei Schlankheitskuren. Dabei sollte man beachten, dass der Nagel etwa 3 Monate braucht, um voll zu wachsen, so dass man in etwa die Zeit des Mangels oder der Störung ablesen kann.

Ist der Nagel blass, zeigt das Blutarmut an. Ist der Nagel dunkelrot in der Farbe, Blutfülle und Neigung zu Heftigkeit.

Ist der Nagel blass mit roten Rändern, zeigt das Stauungen an.

Ein bläulicher Nagel zeigt eine schwache Zirkulation des Blutes und ein blauer Nagel Herzstörungen.

Gelbe Flecken zeigen eine Gehirnstörung und die totale Gelbfärbung eine Leber- oder Gallenstörung.

Schwarze oder dunkle Flecken zeigen Gifte im Körper an, oft als Hinweis auf eine Blutvergiftung.

Ein braunes Band quer über den Nagel oder eine ganze braune Vorderhälfte des Nagels zeigt deutlich eine Nierenschwäche an.

Jedes dieser Zeichen erfordert eine entsprechende Änderung in der Verhaltensweise des Menschen und verschwindet dann von selbst.

Ausführliche Behandlung dieses Themas in dem Buch: «Die medizinische Hand- und Nageldiagnostik» von Prof. Ernst Issberner-Haldane, erschienen im Bauer-Verlag.

Die Füsse

Füsse haben nicht nur etwas mit dem Gehen und dem Stehen zu tun, sondern ebenso mit dem Verstehen. Wenn ich also etwas nicht verstehe oder nicht verstehen will, kann ich Beschwerden an Beinen oder Füssen bekommen. Doch wollen mir solche Beschwerden auch sagen, dass ich in die falsche Richtung gehe oder es unterlasse, in die richtige Richtung zu gehen, dass ich meinen «Standpunkt» ändern muss oder dass ich nicht genügend «Stehvermögen» habe. Vielleicht bin ich auch schon zu weit gegangen. Die notwendigen Schritte müssen getan werden.

In jedem Fall also muss ich meinen Weg überdenken, prüfen, ob meine Schritte wirklich zum Ziel führen, ob mein Standpunkt richtig ist und auch, ob ich genügend «Stehvermögen» entwikkelt habe, um die Schwierigkeiten auf dem Weg zum Ziel zu überwinden.

Die Galle

Aufgabe der Galle ist das aggressive Bearbeiten und Zerkleinern der aufgenommenen Lebenseindrücke (Nahrung). Sie ist aber auch der Ort der Wandlung. Hier lassen wir unsere Lebensenergie spontan wirken, lassen uns hängen oder leben unsere Begeisterung aus.

Gallenstörungen bekommen Menschen, die zwar ihren Ärger bewusst erleben, ihm aber nicht oder nicht genügend Ausdruck verleihen können. Es entsteht so ein Energiestau in der Galle.

Ein Mensch, der sich ständig ärgert, sei es über andere oder sich selbst, der ist ständig «gereizt» und ihm «läuft die Galle über». Er spuckt Gift und Galle — auch wenn er alles auf sich bezieht und ständig gekränkt oder beleidigt ist, sich benachteiligt vorkommt, oft ohne es zu «äussern».

Gallensteine sind «geronnene Aggression». Hier hat sich die Energie des Ärgers in der härtesten Form konzentriert. Es fehlte an der Äusserung der empfundenen Aggression, und die Gallensteine zwingen uns dazu, unseren Schmerz zu äussern.

Wenn man die Gallenblase operativ entfernt, der Ärger aber weiter geht, können Gallensteine auch im Gallengang entstehen. Denn Energie will fliessen, und wenn sie daran gehindert wird, so kommt es zu einem Energiestau. Wenn dieser Energiestau über längere Zeit keinen Abfluss findet, neigt er dazu, sich zu Gallensteinen zu verfestigen. Er nimmt dadurch den geringstmöglichen Raum ein. Daran erkennen wir, dass wir ein gewisses Mass an Aggression brauchen.

Gallensteine sind viel häufiger bei Frauen anzutreffen, besonders bei verheirateten Frauen mit Kindern. Hier treffen sich häufige Anlässe zu Aggression mit einem Minimum, dieser Aggression freien Lauf zu lassen. Schliesslich muss man Vorbild sein, und so kommt es zu diesen «Ärgernissteinen». Schliesslich bleibt nur noch der Weg, in der Gallenkolik durch starke Bewegung und Schreien den Energiestau aufzulösen und den Gallenstein so eventuell wieder loszuwerden.

Die Gelenke

Gelenke können sich entzünden und versteifen. An den Gelenken können Verstauchungen, Prellungen, Zerrungen und Bänderrisse auftreten. Hier ist die Sprache der Symptome besonders eindeutig, denn es gibt die gleichen Symptome auch in den Lebensumständen. Wir können jemanden prellen oder zusammenstauchen, wir können eine Sache überziehen oder zu weit gehen. Man kann aber auch verspannt oder überspannt sein oder sogar verdreht. Und man kann nicht nur ein Gelenk, sondern auch eine Sache oder Beziehung wieder einrenken und richtigstellen. Wir können uns in einer Sache auf etwas versteifen und sind dann eben in dieser Sache nicht mehr beweglich.

Will ich ein Gelenk wieder einrenken, bringe ich es meistens mit einem Ruck in eine noch extremere Position, um von dort aus wieder in die Normallage zurückzufinden. Auch geistig kann ein Mensch sich in eine so extreme Lage bringen, dass sie von selbst nicht mehr haltbar wird, und er muss sie korrigieren.

Da ein Gelenk aber auch eine Verbindung zwischen zwei Teilen ist, die zusammengehören, müssen wir auch daran denken, bei Gelenkschwierigkeiten unsere Verbindungen zu überprüfen oder eine zu starke Bindung zu lösen, damit wir wieder beweglich werden.

Die Geschlechtsorgane

Die Geschlechtsorgane sind unsere «Werkzeuge» zur körperlichen Ver-ein-ich-ung, dem Ziel der Evolution, und sichern so körperlich wie geistig das Überleben der Menschheit. Die körperliche Vereinigung ist ein tiefes Symbol. Der eine Teil – der Mann (Symbol Penis) – tritt ein in den Tempel des Weiblichen, wo sich Geist und Materie (Lat. mater = Mutter) begegnen. Der Geist, das Leben, materialisiert sich in der Frau, die dadurch zur Mutter wird.

Erkrankungen der Geschlechtsorgane zeigen immer sehr tiefgreifende Ressentiments gegenüber dem anderen Geschlecht. Sie können sehr unterschiedliche Ursachen haben, sehr weit zurückliegen oder frisch entstanden sein, meist durch Enttäuschungen. Aber Enttäuschungen entstehen durch falsche oder überzogene Erwartungen, und so muss man prüfen, wieweit das der Fall ist.

Immer aber ist eine klärende, gründliche Auseinandersetzung erforderlich, bis die Fehlhaltung sichtbar und damit änderbar wird. Das erfordert meist einen verständnisvollen und geduldigen, aber auch erfahrenen Therapeuten, denn oft ist damit eine umfassende Änderung der gesamten Lebenshaltung erforderlich.

Das Gesicht

Das Gesicht ist unser Selbstausdruck, unsere Visitenkarte. Niemand sieht zufällig so aus, wie er aussieht, sondern das Gesicht ist Ausdruck seines inneren Soseins, seiner Individualität. Es ist aber auch unsere Wahrnehmungszentrale. Hier lassen wir die Welt unmittelbar an uns heran und in uns hinein. Aber von hier aus bestimmen wir auch die Art, wie wir in die Welt treten, unser persönliches Verhalten. Unsere Augen sind das einzige Organ, das «augenblicklich» auf jede Veränderung reagiert. Wir können «das Gesicht wahren», können «unser wahres Gesicht zeigen», können «gute Miene zum bösen Spiel» machen oder gar «unser Gesicht verlieren».

Wir können jemandem etwas ins Gesicht sagen, böse oder harte Worte sogar ins Gesicht schleudern. Wir können eine Ansicht teilen oder eben nicht, und vielleicht können wir etwas einfach nicht mehr mitansehen.

Bei allen Erkrankungen im Gesicht müssen wir prüfen, wo wir etwas nicht akzeptieren wollen oder wo wir einer Konfrontation aus dem Wege gehen. Eine Erkrankung im Gesicht zwingt uns, etwas anzuschauen, ihm nicht mehr aus dem Weg zu gehen, einer Sache ins Gesicht sehen.

Der Hals

Der Hals ist betroffen, wenn wir etwas nicht rein lassen wollen oder nicht rauslassen können. Wenn ich also dauernd gegen etwas ankämpfe, Widerstand leiste, mich gegen etwas auflehne, äussert sich diese versteifte Haltung buchstäblich als steifer Hals.

Es kann jedoch auch eine Angina (Halsenge) auftreten. Hierbei sind die Mandeln entweder entzündet, geschwollen oder vereitert. Dies kann eine Äusserung verdrängter geschlechtlicher Erregung oder auch unbeherrschter Sexualität sein, die sich so Luft macht.

Es können jedoch auch die Stimmbänder (Kehlkopf) betroffen sein. Das bedeutet buchstäblich, dass ich mich nicht äussern kann. Auch hier besteht ein direkter Zusammenhang zur Sexualität, denken Sie nur an den Stimmbruch beim jungen Mann in der Pubertät. Hier wird der Heranwachsende plötzlich mit körperlichen Wünschen und Bedürfnissen konfrontiert, mit denen er nicht umzugehen gelernt hat und die er weder verbal äussern noch ausleben kann.

Auch wenn ein übermächtiger Partner oder Vater da ist, werden Worte oder Gefühle, etwas, was sich äussern möchte, verdrängt. Man wird dann oft zum «schweigenden Beschwerdeführer». Man möchte sich von seiner besten Seite zeigen, ist aber in Wirklichkeit unzufrieden, und die unterdrückten Beschwerde äussert sich schliesslich als hartnäckige Heiserkeit oder «Stimmlosigkeit», und schliesslich kann ich mich gar nicht mehr äussern. Wie innen, so aussen!

Die Hände

Unsere Hände drücken unser Handeln aus. Wir können damit jemanden angreifen, können «etwas in die Hand nehmen». Wir können damit «handgreiflich» werden oder uns gar an etwas oder jemanden «vergreifen». Wir können «eine Idee aufgreifen» oder «unsere Hand im Spiel haben». Wir können jemanden «etwas in die Hand versprechen», «die Hand über jemanden halten». Wir können «um die Hand anhalten» und uns «die Hand fürs Leben reichen». Mit unseren Händen gestalten wir unser Leben und »bekommen es in den Griff».

Die Hände geben und nehmen. Bei Schwierigkeiten mit den Händen muss ich mich also fragen, wo ich eventuell nicht genug oder das Falsche gebe oder was ich nicht annehmen kann oder will. Aber auch wem ich ver-geben sollte oder wo ich nach-geben könnte, was ich zu-geben müsste oder wo ich nicht so sehr an-geben sollte.

Aber auch, wo ich etwas nicht be-greifen will oder welche Chance ich er-greifen sollte, was ich eigentlich an-packen müsste. Wo ich vielleicht «hand»-lungsunfähig geworden bin, was ich endlich be-handeln sollte.

Probleme mit den Händen können also sehr vielfältig sein, und doch kann ich hier fast immer wörtlich übersetzen und meist sehr schnell erkennen, wo es fehlt.

Die Haut

Mit der Haut berühren wir die Umwelt direkt, physisch, materiell. Hauterkrankungen zeigen starke Gemütsbewegungen und Überempfindlichkeit gegenüber der Umwelt, ein zu grosses Engagement mit Emotionen.

Pubertät — Gefühlsprobleme — Akne!!!

Die Haut ist die Projektionsfläche der Niere, die für Gefühlsbereinigung zuständig ist. Bei Überforderung muss die Haut einspringen und helfen, die Reaktion abzuleiten.

Man möchte am liebsten aus der Haut fahren!!!

Man fühlt sich beschmutzt (sexuell), unrein.
Oder ständige Spannungszustände äussern sich als «unterdrücktes Weinen in der Haut», hier besonders starker Schweiss.

Die Haut hat vielfältige Funktionen:

— Sie ist unser grösstes Kontaktorgan. Wir erfahren unsere Umwelt durch direkte Berührung.

— Gleichzeitig grenzt uns unsere Haut ab und bietet uns Schutz vor der Umwelt.

— Sie ist die Projektionsfläche aller inneren Vorgänge. Auf ihr zeichnen sich alle physischen und psychischen Vorgänge ab. Wir atmen auch über die Haut.

— Die Haut reguliert unseren Wärmehaushalt. Durch Ausdehnen oder Zusammenziehen wird Wärme gespeichert oder verstärkt an die Umwelt abgegeben.

— Die Haut ist ein wichtiges Ausscheidungsorgan. Mit dem Schweiss werden Giftstoffe aus dem Körper transportiert.

— Sie ist Sitz einer Vielzahl sensorischer Rezeptoren, die mit dem Zentralnervensystem in Verbindung stehen.

Wir können nicht aus unserer Haut heraus — sie zeigt, wie wir wirklich sind.

1) **Als Reflexzone aller inneren Organe.** Darauf beruhen alle Reflexzonentherapien wie die Fussreflexzonen-, die Handreflexzonen- und die Nasenreflexzonentherapie, aber auch die Akupunktur und die Ohrakupunktur, auch die Behandlung der Headschen Zonen. Jede Veränderung der Haut hat einen Bezug zur inneren Wirklichkeit, und so ist auch der Ort der Veränderung keineswegs zufällig, sondern ein deutlicher Ausdruck der inneren Wirklichkeit. Das Unsichtbare lässt das Unsichtbare sichtbar werden. Wir können die gesamte Information an jedem Teil ablesen, wenngleich sie an manchen Teilen leichter lesbar ist. Alle körperlichen Informationen können z.B. im Auge abgelesen werden, wie es bei der Irisdiagnostik geschieht, aber ebensogut an den Füssen, am Ohr, am Rücken, in der Hand, in jedem Blutstropfen, ja in jeder einzelnen Zelle, aber auch im Gesicht und an der Körperform, womit wir wieder bei der Haut wären.

2) **Als Projektionsfläche unserer psychischen Vorgänge und Reaktionen.** Durch den Schreck werden wir blass, die Scham treibt uns die Röte ins Gesicht. Vor Angst sträuben

sich unsere Haare, vor Entsetzen bekommen wir eine Gänsehaut, und wir schwitzen vor Aufregung oder Unsicherheit. Die Haut kann vor Freude glühen oder durch Panik eiskalt werden.

Weil das so ist, lebt eine ganze Industrie davon, die Haut zu verändern, und die meisten Menschen geben eine Menge Geld dafür aus, sich durch Kosmetik zu verschönern. Doch wenn die Haut ein Ausdruck unserer inneren Wirklichkeit ist, dann ist jeder Versuch, uns nur aussen zu verschönern, eine Unehrlichkeit. Er ist eine Täuschung über die innere Wirklichkeit, die zu verändern uns zuviel Mühe war, so dass wir uns mit dem äusseren Schein zufrieden geben. Doch die Haut will uns nur zeigen, was wirklich zu tun ist.

Wenn wir eine sehr empfindliche Haut haben, zeigt dies nur, dass darin auch ein empfindlicher Mensch steckt. Er ist «dünnhäutig», ihm geht alles «unter die Haut», er braucht eine «Elefantenhaut» oder ein «dickes Fell». Das ist gleichzeitig auch die Aufforderung, den Mangel zu beseitigen und ihn nicht nur kosmetisch zu vertuschen.

Die Haut muss es ausbaden, wenn ein inneres Geschehen nach aussen drängt, sei es als psychisches Geschehen durch Blässe, Röte, Gänsehaut, gesträubte Haare, Schweiss, Glühen oder Kühle oder als physisches Geschehen wie Entzündung, Ausschlag, Abszess oder als äusserer Eingriff wie Verletzung oder Operation. In allen diesen Fällen durchbricht etwas die bisherigen Grenzen, stehen wir vor einer neuen Situation, sind neue Entscheidungen zu treffen.

So müssen wir uns fragen:

— Was ist es wirklich, was die Grenze durchbricht und zum Vorschein kommen will — zum Ausdruck?

— Was juckt mich in Wirklichkeit?

— Wie steht es mit meiner Kontaktfähigkeit? Bin ich zu offen oder habe ich mich zu sehr abgeschlossen?

— Ist es möglich, dass hinter meiner abweisenden Haltung eher der Wunsch nach Kontakt steht?

— Suche ich einen Weg aus der Isolation?

Das Herz

Das Herz ist die Mitte unserer Existenz, das Zuhause unserer Gefühle und Ausgangspunkt unserer Liebe, der Ort unserer tiefsten Empfindungen. Aber auch Tapferkeit, Grosszügigkeit und Mut haben ihren Ursprung in unserem Herzen. Unser Herz repräsentiert die Einheit, das Ziel der Evolution.

Das Herz ist der Motor unseres Lebens und daher eng mit allem verbunden, was uns bewegt. Es ist also abhängig von ausreichender körperlicher Bewegung, und es ist unser Gefühlszentrum, denn auch unsere Gefühle «bewegen» uns. Das sehen wir an den treffenden Bezeichnungen, die der Volksmund geprägt hat:

Das Herz hüpft oder zerspringt vor Freude. Es schlägt mir bis zum Hals oder kann vor Schreck fast stehenbleiben, und mitunter rutscht es uns auch in die Hose. Man kann mit ganzem Herzen bei einer Sache sein, sich etwas zu Herzen nehmen. Es kann einem etwas am Herzen liegen, und man kann jemanden in sein Herz schliessen. Was das Herz aus dem Takt bringt, ist immer eine zu grosse oder zu geringe Bewegung, entweder körperlich oder emotional, also ein zu grosses oder nicht zugelassenes Gefühl.

Herzkranke sind Menschen, die nicht auf ihr Herz hören wollen und alles am liebsten mit dem Kopf erledigen. Wenn das Herz stolpert oder rast, ist das immer ein sicheres Zeichen für eine Entgleisung, für eine Störung der Ordnung, des inneren Rhythmus'. Wenn wir nicht auf unser Herz hören wollen, dann zwingt es uns dazu.

Der Mensch hat zwei Zentren: Herz und Hirn, also Verstand und Gefühl. Bei Rhythmusstörungen spielt das Herz verrückt, weil sein Träger sich nicht mehr verrücken lässt, weil er gefühlsmässig erstarrt ist, sich nicht mehr bewegen lässt. Er lässt sich von seinem Verstand leiten und seine Gefühle nicht mehr oder ungenügend zu. Das Herz zwingt ihn durch seine Entgleisung wieder auf sein Zentrum, seine Mitte zu hören. Zuviel ursächliches Denken führt zum Verlust der Mitte, des ureigensten Ich. Zuviel Gehirnfunktion führt zum Herzinfarkt.

Angina pectoris bedeutet «Enge der Brust», hier also Enge des Herzens, Verengung des Gefühlslebens und Verhärtung, Engherzigkeit und Ego-Dominanz. Beim Herzinfarkt kann es einem buchstäblich das Herz zerreissen. Wenn ich mein Ego überbewerte und mein Herz nicht mehr sprechen lasse, schneide ich mich damit vom Leben ab.

Es kann vorher auch zu einer Herzneurose kommen, zu einer unbegründeten Angst um das eigene Herzgeschehen. So zwingt das Herz zu einer besonderen Beachtung und zu einer Umgestaltung des ganzen Lebens, aus Angst, das Herz könnte einmal versagen, weil ich mich ihm versage. Der Herzneurotiker hat Angst, dass das Herz stillstehen könnte, dass er also «herzlos» würde. Der Herzneurotiker beobachtet sein Herz zuviel, ohne wirklich auf sein Herz zu hören. So kommt es zu dieser Enge, die bei der Herzneurose noch als Angst erlebt wird.

Bei der Angina pectoris wird diese Enge des Gefühlslebens bereits auf der somatischen Ebene als Verengung des zuleitenden Gefässsystems, als Zusammenbruch erlebt. Der Volksmund spricht hier von einem verhärteten oder gar versteinerten Herz. Bei beiden aber bekommt das Herz nicht mehr genug Nahrung, zunächst geistig und darauf folgend auch körperlich.

Ein extrem kausal denkender Mensch wirkt so «herzlos», ist «kaltherzig». Auch wer versucht, andere zu beherrschen und zu manipulieren oder seine Liebe nach dem Verlust eines geliebten Menschen einschliesst, bekommt Herzbeschwerden — sein Herz «beschwert» sich darüber. Bei einem harmonischen Menschen dagegen sind beide Funktionen im Gleichgewicht — er hat seine «Mitte» gefunden. Daher sollten wir nichts «halbherzig» tun, sondern unser Herz verschenken, um uns ganz zu gewinnen.

Andere Risikofaktoren sind: Ärger, Ungeduld, Stress oder Angst. Auch das Wort Angst kommt aus dem lateinischen angustus = Enge.

Wird die Angst vor dem Gefühl zu gross, so dass wir Angst vor unserem eigenen Rhythmus bekommen, lassen wir uns einen Herzschrittmacher einbauen. Damit unterwerfen wir uns einem fremden Rhythmus, der stets in der Norm bleibt. Wir werden nicht mehr vom Gefühl gesteuert, sondern von einer Maschine.

Bei Herzstörungen sollten wir uns fragen:

— Höre ich noch auf mein Herz bei meinen Entscheidungen?

— Wird mein Leben noch von einem lebendigen Rhythmus bestimmt oder von meinem Verstand?

— Halte ich Kopf und Herz, Verstand und Gefühl in einem harmonischen Gleichgewicht?

— Gibt es in meinem Leben noch genug, was mich bewegt?

Die Hüfte

Die Hüfte symbolisiert den Fortschritt. Man kann aber auch ein Hüftleiden bekommen, wenn man sich «nicht beugen kann».

Kleine, alte Damen, die ihre Familien beherrscht haben, brechen sich häufig die Hüften, wenn sie nicht mehr die Kraft haben, über andere zu bestimmen, wie sie es bisher getan haben. Es «zerbricht» sie dann förmlich und zwar geistig wie physisch.

Doch die Hüften sind auch das Symbol für die individuelle Unabhängigkeit, die Selbständigkeit. Wenn ein Mensch sich also in egoistischer Weise zu sehr an andere hängt, verkümmern seine eigenen Fähigkeiten, und er wird hüftkrank.

Wenn der Mensch zu «unbeweglich» geworden ist, so lässt er sich ein künstliches Hüftgelenk einbauen und täuscht so wenigstens körperlich Beweglichkeit vor, während er innerlich weiterhin starr und unbeweglich bleibt. Gäbe es diese künstlichen «Hilfen» nicht, würden wir erschreckt sehen und erleben, in welchem Zustand unsere Seele sich befindet. Das wäre sicher schmerzhaft, aber hilfreicher, denn es würde uns zwingen, an unsere Seele und unserem Bewusstsein zu arbeiten, anstatt nur einseitig den Körper zu pflegen, der doch vergänglich ist.

Der Kopf

Der Kopf ist die oberste Instanz unseres körperlichen Seins. Hier zeigt sich, ob wir «ein heller Kopf» sind, ob wir «einen kühlen Kopf bewahren» oder den «Kopf verlieren». Man kann den «Kopf einziehen», «den Kopf in den Sand stecken» oder den «Kopf hängen lassen». Man kann nicht mehr «wissen, wo einem der Kopf steht» oder etwas kann «einem über den Kopf wachsen». Man kann die Orientierung verlieren, oder «mit dem Kopf durch die Wand gehen» oder sich «den Kopf zerbrechen».

Der Kopf ist die «Haupt»sache beim Menschen, und so zeigen sich alle geistig-seelischen Spannungen auch im Kopf, vor allem natürlich geistige Koflikte und Auseinandersetzungen, insbesondere entgegengesetzte Absichten, die zu Spannungen führen.

Aber auch Ärger, Enttäuschung, Trauer, Stress, mit einem Wort alle geistigen Fehlhaltungen, müssen sich als Spannung auch im Kopf manifestieren, zum Glück oft ohne dass wir es schmerzhaft bemerken.

Jeder Kopfschmerz aber ist immer eine Aufforderung, die Spannungen zu beseitigen, indem wir entweder die spannungserzeugenden Umstände ändern oder aber unsere Einstellung dazu ändern. Wir müssen lernen, die Menschen und Dinge so zu akzeptieren, wie sie nun einmal sind, zu tun, was zu tun ist und frei von Spannungen und damit auch von Kopfschmerzen durchs Leben zu gehen.

Die Krampfadern

Krampfadern zeigen, dass sich meiner Lebenskraft zuviele Hindernisse in den Weg stellen, dass mein Leben nicht frei fliessen kann, aber auch, dass ich meine Kraft nicht auf ein klares Ziel richte, sondern «versacken» lasse. Es fehlt auch eine gewisse Festigkeit in den Absichten und im Verhalten, ohne mich dabei zu verkrampfen. Es existiert ein Mangel an Bindungsfähigkeit und eine Neigung, leicht verletzt zu sein. Nicht als Opfer leben, sondern das Leben wieder «in Fluss» bringen!

Krampfadern zeigen die fehlende Elastizität des Menschen, seine zu grosse Erdgebundenheit, aber auch eine gewisse Schwerfälligkeit. Sie zeigen «verkrampftes» Denken und Handeln und sind damit die Aufforderung zur Lockerheit und Leichtigkeit. Verkrampfungen sind zu lösen, und auch Lebenssituationen sollten «entkrampft» werden.

Krampfadern sind eine Aufforderung, gelöster und freier durchs Leben zu gehen, sich aus Erstarrungen zu lösen, die Dinge wieder «in Fluss» zu erwerben und sein Leben wirklich zu führen.

Die Leber

Die Leber ist das Zentrum des körperlichen Stoffwechsels. Ihre Funktion ist sehr vielseitig.

1) **Die Energieproduktion**
Die Leber baut aus der Nahrung Glukose auf. Alles Fett erreicht die Leber und kann hier verbrannt, also in Energie umgewandelt werden.

2) **Die Energiespeicherung**
Sie baut Glykogen-Stärke auf und lagert etwa 500 Kilokalorien ein. Darüber hinaus aufgenommene Kalorien werden in Fett umgewandelt und in den Fettdepots des Körpers gespeichert.

3) **Der Eiweissstoffwechsel**
Die Leber kann Aminosäuren abbauen sowie neue herstellen. Das Eiweiss ist je nach Herkunft verschieden, die Bausteine aber, die Aminosäuren, sind gleich.

4) **Die Entgiftung**
Körpereigene und fremde Gifte werden von der Leber inaktiviert und über die Galle oder Nieren ausgeschieden. Das setzt voraus, dass die Leber in Ordnung ist und zwischen giftig und nicht-giftig unterscheiden kann. Eine Erkrankung der Leber lässt auf Probleme der Bewertung schliessen, auf eine Fehleinschätzung dessen, was nützlich oder schädlich ist.

5) **Die Produktion der Gallenflüssigkeit**
Die Aufgabe der Leber ist ausserdem die Bildung und

Sekretion der Gallenflüssigkeit. Diese ist besonders wichtig für den Fettstoffwechsel.

So können anhaltende Schuldgefühle oder gnadenlose Selbstverurteilung zu einem schweren Leberleiden führen. Heute wissen wir, dass Neidgedanken tatsächlich Gelbsucht erzeugen können.

Doch auch Zweifel an sich selbst oder Selbstsicherheitsprobleme, Heuchelei sowie sexuelle Fehlprogrammierung und Depressionen sind ein Zeichen einer kranken Leber.

Auch wenn Menschen neue Ideen aufnehmen möchten, aber nicht imstande sind, die alten loszulassen, so reagiert die Leber, denn eine gesunde Leber scheidet das Falsche aus und hält am Guten fest.

Die Leber erkrankt also am Falschen oder am Zuviel (Essen, Alkohol, Fett, usw.). Der Leberkranke verliert seine Lebenskraft, seine Potenz, die Lust am Essen und Trinken. Das ist die körperliche Reaktion auf seine **Masslosigkeit,** er hat also ein falsches Mass. Also zwingt ihn der Körper zur Einschränkung. Er verzichtet auf Sex, Essen, Trinken aber auch auf übersteigerte Expansion, und es zwingt ihn, seine Situation zu überdenken.

Es besteht auch ein starker Bezug zur Religo. Der Leberkranke sollte sich fragen: «Wo kann ich nicht mehr unterscheiden? Wo denke oder handle ich falsch? Wo bin ich ins Zuviel geraten? Wo expandiere ich zu stark? Hat meine Lebensanschauung das rechte Mass? Wie ist mein Verhältnis zur Ursache allen Seins? Habe ich zu hohe Ideale?»

Bei Leberproblemen muss man sich fragen:

— Wo habe ich Probleme mit einer Fehleinschätzung, mit Wertung und Bewertung?

— Wo habe ich mein rechtes Mass verloren, will zuviel, wo bin ich masslos?

— Wo beachte ich nicht mehr, was für mich gut ist und was für mich «Gift» ist?

— Ist meine Lebensphilosophie im rechten Mass?
Wie ist mein Verhältnis zu Gott?
Ruhe ich noch im Urvertrauen?
Habe ich die rechte «Einsicht»?

Die Lunge

Die Lunge ist unser «Luftmagen». Luft ist unser Grundnahrungsmittel. Die Lungenflügel sollen sich entfalten. Alles schadet der Lunge, was die Entfaltung behindert, vor allem geistige Einengung, z.B. durch eine überbesorgte Mutter, durch einen dominierenden, autoritären Vater durch Lieblosigkeit. Natürlich schadet nach der Elementenlehre auch Trauer den Lungen.

Über die Lunge stellen wir zwangsläufig den Kontakt zur Umwelt her. Wir können diesen Kontakt nicht verhindern, sonst sterben wir. Ist uns ein solcher Kontakt zuwider, sagen wir: «Ich kann den nicht riechen». Ein anderer kann uns allein durch seine Anwesenheit die Luft wegnehmen.

Aber auch Selbstmitleid ist eine Form der Einengung und natürlich Angst. Schon das Wort kommt aus dem lateinischen «angustus» = die Enge. Angst schnürt mir die Brust zu.

Auch wenn ich die Dominanz eines anderen nicht ertragen kann, oder besser will, nimmt mir das die Luft, engt mich das ein und behindert mich in meiner Entfaltung.

Anders beim Lungenemphysem: Hier versuche ich mich zu übernehmen, kriege den Hals nicht voll, bis ich buchstäblich platze. Die kleinen Lungenbläschen platzen. Auch Geiz kann eine Ursache sein.

Lunge hat einen Bezug zum Vater, zur Autorität.

Die Folge zu geringer Entfaltung ist Mangel an Lebenskraft.

Die «fesselnde» Liebe eines anderen kann zu einer Lungenkrankheit führen, doch ist es niemals nur der andere, sonst würden wir ja damit die Bedeutungslosigkeit der eigenen Person eingestehen.

Der Magen

Aufgabe des Magens ist die Aufnahme, Mischung, Durchsäuerung und Verflüssigung der Nahrung sowie ihr Weitertransport. Die Verdauungsleistung des Magens ist verhältnismässig gering und im wesentlichen auf das Eiweiss beschränkt.

Der Magen nimmt alle «Eindrücke» auf, die von aussen kommen. Er hat den «ersten Eindruck» zu «verdauen». Zu einem harmonischen Leben brauchen wir aber nicht nur stoffliche, sondern auch geistige Nahrung — die «Eindrücke» des Lebens. Um alle Eindrücke optimal zu verarbeiten, braucht es das Geöffnetsein, Bereitschaft und Hingabefähigkeit.

Eine geistige Sättigung wirkt sich auch körperlich aus. Das zeigt die Redensart «Die Nachricht liegt mir noch wie ein Stein im Magen» oder «Die Nachricht hat mir den ganzen Appetit genommen». Der Magen reagiert auf unverdaute Konflikte mit einem Völlegefühl. Er rebelliert, will nicht alles schlucken, nicht alles verdauen müssen, wie ungerechte Behandlung, Demütigung, sich nicht zur Wehr setzen können, usw. Wer das muss, der wird magenkrank, der «arme Schlucker».

Der Magenkranke hat dann eine Abneigung gegen «neue Eindrücke», weil er zunächst mit den vorhandenen fertig werden muss. Dazu müssen die gewonnenen Eindrücke Zugang zu seinem ureigensten Ich (Herz) finden, sonst werden sie zur unerträglichen Last.

Vor allem die Unfähigkeit oder Unwilligkeit, Kritik zu akzeptieren, zu verarbeiten, zu verdauen, muss abgebaut werden. Auch der Glaube an die Ungerechtigkeit der Welt oder daran, nicht richtig erkannt und falsch behandelt zu werden, ist schuld an der Magenbelastung. Wenn wir ein solches Gefühl geistig nicht «verdauen», muss es der Magen verarbeiten.

In der Magengrube ist der Sitz der Urteilskraft, eine der 12 Geisteskräfte, und jede Magenerkrankung zeigt einen Missbrauch dieser Urteilskraft. Daher kann uns auch vor Aufregung, oder wenn wir uns ekeln, schlecht werden.

Leute mit Magenbeschwerden sind meist «schweigende Beschwerdeführer». Die häufigste Störung ist die Übersäuerung. «Ich bin sauer» — wir meinen verärgert, aggressiv, denn Säure greift an.

Der Magen produziert und gibt Magensäure ab. Wenn wir unseren Ärger lieber «herunterschlucken», unsere geistig-seelischen Probleme also nicht verarbeiten — nicht «verdauen» —, müssen wir uns auf der materiellen Ebene damit befassen. Wir reagieren «sauer». Auch wenn ich immer mehr will und niemals genug habe.

Dem Magenkranken fehlt also die Fähigkeit, sich angemessen mit seinen Konflikten, Problemen und Aggressionen auseinanderzusetzen und sie zu verarbeiten und aufzulösen. Entweder er äussert seine Aggressionen überhaupt nicht, oder er ist übertrieben aggressiv. Beides hilft ihm aber nicht, seine Probleme wirklich zu lösen. Ihm fehlt die Fähigkeit zur Konfliktbewältigung, und so überwältigt letztlich der Konflikt ihn selbst.

Der Magenkranke verdrängt die Fähigkeit des Fühlens aus seinem Bewusstsein, und so muss der Magen zusätzlich zur Nahrung auch noch die Gefühle verarbeiten. Durch chronische Konflikte kommt es schliesslich zu Schleimhautveränderung in Form von Gastritis und später zu einer «Selbstverdauung». Der typische Magenpatient ist ehrgeizig, genügsam und strebt nach hoher Leistung und Unabhängigkeit, fühlt sich jedoch ungeliebt und kompensiert seine oralen Bedürfnisse oft durch zu intensives Rauchen. In Wirklichkeit hat er sehr tiefsitzende Aggressionen gegen seine Umwelt, die er aber oft nicht äussert oder die ihm gar nicht mehr bewusst sind.

Wenn jemand seine Aggression nicht äussert, dann äussert sie sich auf der körperlichen Ebene als Übersäuerung. Es braucht seelisches Geborgenheitsgefühl, um Aggressionen äussern zu können, sonst trauen wir uns nicht — aus Angst vor Liebesentzug.

Kauen ist ein Zeichen von Auseinandersetzung. Wer gründlich kaut, setzt sich mit den Eindrücken auseinander. Wir aber schlucken lieber schnell.

Der Magenkranke will sich keinen Konflikt leisten. Er will lieber Kind sein und bekommt dann letztlich auch seinen Brei, Kost, die ein Sieb passiert hat, einen Filter, der nur Leichtes durchlässt. Magenkranke vertragen keine Rohkost, die ist zu ursprünglich, zu natürlich. Er will, dass das Leben und die Nahrung frei von Herausforderungen sind.

Er ist bis oben hin zu, kann nichts weiter aufnehmen, muss «aufstossen», sich aggressiv entladen. So macht er sich Luft, der innere Druck wird gemildert. Daher gibt man dem Magenkranken auch gern VALIUM; man koppelt damit die Psyche vom Körper ab.

Gefühle nicht nach aussen äussern zu können, Aggressionen nach aussen ableiten zu können, führt letztlich zum Magengeschwür. Dabei richtet man die ganze Aggression gegen sich selbst. Der Magenkranke muss lernen, sich seine Gefühle bewusst zu machen und Konflikte bewusst zu bearbeiten.

Durch Schonkost versucht man nämlich nur, der Realität zu entfliehen, Zuflucht zu einem Ausweg zu nehmen, anstatt sich der harten Wirklichkeit zu stellen.

Fröhliche Menschen, die schon mal einen Knuff vertragen, verkraften auch ihre Eindrücke besser und haben daher auch kaum Verdauungsprobleme. Eine Ausnahme sind die Dicken: Sie «fressen alles in sich hinein».

Der Magenkranke hat den verdrängten Wunsch, geliebt zu werden, kann aber die Eindrücke nicht richtig verdauen.

Der Mund

Der Mund zeigt unsere Aufgeschlossenheit dem Leben gegenüber und unsere Bereitschaft, die Eindrücke aufzunehmen, uns damit auseinanderzusetzen, die Eindrücke wieder auszudrücken, uns zu den Eindrücken zu äussern. Der Mund dient auch der Kommunikation, und mitunter nehmen wir dabei den Mund etwas zu voll.

Aus all dem erkennen wir schon, welche Form von Schwierigkeiten sich in diesem Bereich zeigen kann. Der Mund hat die erste Auseinandersetzung mit den «Eindrücken» des Lebens zu bewältigen, und bei Problemen in diesem Bereich sollten wir uns fragen:

— Womit will oder kann ich mich nicht auseinandersetzen?
— Wo habe ich mich übernommen?
— Bin ich zu verschlossen?
— Wo fällt mir die Kommunikation schwer?
— Welche Auseinandersetzung scheue ich?
— Wo kann ich mich nicht ausdrücken?
— Wo habe ich den Mund zu voll genommen?
— Durch welche Eindrücke werde ich überfordert?

Die Nieren

Die Nieren sorgen für das Gleichgewicht zwischen den sauren (männlichen) und den basischen (weiblichen) Kräften, für die Harmonie zwischen den beiden Lebenspolen. Ziel ist es, Differenzen auszugleichen und seine Mitte zu finden, aber auch loszulassen, was nicht mehr wirklich zu mir gehört.

Die Nieren haben im Körper die Aufgabe, die flüssigen Stoffe zu filtern, zu reinigen, zu entgiften und nicht mehr Benötigtes auszuscheiden. Nierenprobleme treten immer im Zusammenhang mit Partnerkonflikten auf und zwar nicht im Bereich der Sexualität (dann wäre die Gebärmutter, bzw. Prostata betroffen), sondern im Bereich der zwischenmenschlichen Beziehungen. Es ist also nicht auf den Partner begrenzt.

Die Nieren sind im Körper paarig angelegt. Wenn wir einmal die anderen paarig angelegten Organe betrachten, fällt uns auf, dass sie alle einen direkten Bezug zur Partnerschaft oder doch zumindest zum Kontakt haben. Ob wir an die Lunge denken oder an Eierstöcke, Hoden — immer stehen sie in einer direkten Beziehung zu irgendeiner Form von Kontakt (auch Augen, Ohren, Nase).

Die Lungen stehen in Beziehung zu einer mehr allgemeineren Form des Kontaktes, während die Eierstöcke und Hoden einen klaren Bezug zur Sexualität haben.

Wir haben also drei verschiedene Formen von Kontakt und eine auffallende Übereinstimmung mit der dreifachen Bedeutung des Wortes Liebe im Altgriechischen:

Lungen	— Philia	= Freundschaft
Eierstöcke/ Hoden	— Eros	= sexuelle Liebe
Nieren	— Agape	= Geistig-seelisches Verschmelzen und Einswerden.

Nierenprobleme zeigen also an, dass wir Probleme mit dem Einswerden haben. Das kann sich zeigen in der Unfähigkeit, Geschehnisse zu akzeptieren, oder in dem Bedauern, mit dem wir an der Vergangenheit hängen, oder auch an unreinen Gedankenformen, die wir innerlich ablehnen. Vielleicht betrügen wir unseren Partner, und das verstösst auf der anderen Seite gegen unser Gefühl für Gerechtigkeit oder mit einem anderen unserer Ideale. Aber auch Angst belastet die Nieren, denn Angst kommt von Enge, und jede Form von Enge sollte «bereinigt» werden.

Hier zwei Beispiele aus meiner Praxis:

1) Eine Frau führt eine sogenannte «Vernunftsehe», was so ziemlich das Unvernünftigste ist, was man tun kann. Der Mann bekommt Nierensteine, weil die Einswerdung eben nicht möglich ist. Er lässt sich scheiden und heiratet aus Liebe. Die Steine gehen ab, und er hat nie mehr Nierenprobleme.

2) Ein ganz junger Mann erfährt, dass er heiraten «muss» und bekommt Nierensteine fast über Nacht.

Wir verstehen das besser, wenn wir uns noch einmal die Aufgabe der Nieren als zentrale Filterstation bewusst machen. Sie müssen prüfen und entscheiden, was für den Organismus gut und was schädlich ist und das Schädliche oder Unbrauchbare ausscheiden. Geschieht das nicht, ergeben sich hieraus Konflikte für die Nieren.

Unser Kontaktorgan Niere wird durch Trinken stimuliert. Es fällt auf, dass man bei allen Kontaktsituationen etwas trinkt, sei es auf einer Party, beim Tanzen, bei jedem Volksfest. Man trinkt sich auch zu oder sogar «Bruderschaft», und wenn jemand nicht mittrinkt, erschwert er den Kontakt. Trinken ist also ein Ausdruck des Wunsches nach Kontakt und gleichzeitig eine Ersatzbefriedigung, bei der es mitunter bleibt, wenn der Wunsch nach Kontakt nicht befriedigt wird. Belastungen der Nieren geben daher auch einen Hinweis auf Traurigkeit.

Nierensteine entstehen, wenn Partnerkonflikte sich konzentrieren. Der Körper spiegelt dieses Geschehen wider, indem er Stoffe, die eigentlich ausgeschieden werden sollten (Harnsäure, Calzium-Phosphat oder Calzium-Oxalat), konzentriert und kristallisiert.

Trinken wir reichlich, ist die Gefahr der Steinbildung entsprechend gering. Das heisst geistig, wenn wir den Kontakt pflegen, verringert sich entsprechend die Gefahr des Partnerkonfliktes.

Bei einer Kolik versucht der Körper die Dinge mit Gewalt wieder in Fluss zu bringen, und natürlich ist es entsprechend schmerzhaft, wenn wir angestaute Probleme (Steine) mit einem Male lösen wollen.

Männer haben statistisch vielmal häufiger Nierensteine als Frauen, weil die Verwirklichung der Harmonie für den Mann vom Prinzip her schwieriger ist als für die Frau, die wiederum häufiger Gallensteine bekommt, weil für sie das Prinzip der Aggression schwieriger zu verwirklichen ist.

Wenn wir uns einmal die Behandlung bei Nierenproblemen ansehen, dann erkennen wir sofort den Zusammenhang mit der Lösung von Partnerkonflikten. Zunächst einmal hilft Wärme, dann Entspannung und Trinken, um die Dinge wieder in Fluss zu bringen.

Wenn wir das Problem soweit erkannt haben, können wir auch eine Wanderniere deuten, als Ausdruck eines unbestimmten Standortes und dem unklaren Bekenntnis. Sie ist eine körperliche Entsprechung der veränderlichen Einstellung ihres Trägers.

Auch die Schrumpfniere ist zu verstehen als Ausdruck der Unfähigkeit, die Partnerkonflikte zu lösen, und es bleibt nur noch die künstliche Niere als perfekter Partner, der keine Probleme macht. Doch auch sie konfrontiert mich mit meiner Lektion, die ich vorher nicht lernen wollte: Zu grosser Freiheitsdrang, den ich mit einem lebenden Partner nicht lösen wollte oder konnte. Nun erlebe ich die totale Unfreiheit und die absolute Bindung an den Partner «Kunstniere», ohne den ich nun nicht mehr leben kann. Von nun an schlafe ich treu an ihrer Seite und kann mich niemals mehr weit von ihr entfernen.

Bei Nierenproblemen sollte ich mich fragen:

— Welche Partnerprobleme habe ich nicht bewältigt?
  Ich bemühe mich, sie zu erkennen und zu lösen, bevor sie mich überwältigen.

— Erkenne ich in dem Verhalten meines Partners ungelöste Verhaltensweisen von mir selbst?

— Wo halte ich an Problemen fest und verhindere so ihre Lösung?

Die Nerven

Das Zentrale Nervensystem befähigt uns, über die Sinne die Aussenwelt wahrzunehmen und auf sie zu reagieren. Diese Wahrnehmung und Reaktion kann von uns gelenkt und beeinflusst werden.

Das Vegetative Nervensystem ist das vermittelnde System zwischen dem Erleben und der körperlichen Reaktion. Es ist autonom und untersteht daher nicht dem Willen. Alle Funktionen der Organe sind vegetative Funktionen und alle Organstörungen daher auch immer vegetative Störungen. Nur Funktionsstörungen machen Beschwerden, und wenn Beschwerden da sind, liegt immer eine Funktionsstörung vor, auch wenn sie sich nicht oder noch nicht bemerkbar gemacht hat.

Die häufigste Störung ist die NEURALGIE. Hierbei treten, meist anfallweise starke Schmerzen auf, die jedoch nicht zu einem Sensibilitätsausfall, einer Lähmung oder Reflexstörung führen.

Anders bei der akuten oder chronischen NEURITIS. Hierbei treten motorische Störungen oder Störungen der Sensibilität auf.

Es kann aber auch zu einem Nervenkrampf oder Tic kommen. Immer zeigt dies, dass Aussenreize nicht oder nicht richtig verarbeitet werden, dass «Überlastungen» auftreten, dass «Eindrücke» gelassener aufgenommen und bearbeitet werden sollten.

Es fehlt also an der richtigen Einstellung, an der inneren Ruhe und an Vertrauen, Geborgenheit. Zu beseitigen sind: Furcht, Anspannung, Stress und Unsicherheit, auch entgegengesetzte Absichten.

Das Ohr

Mit den Ohren hören und horchen wir. Darin drückt sich auch eine entsprechende Geisteshaltung aus, wie die vielen Redewendungen zeigen. Wir können jemandem ein Ohr leihen, auf jemanden hören, ihm Gehör schenken, für ihn ein offenes Ohr haben oder jemandem gehorchen, ihm Gehorsam schulden oder schenken. Wir können zwar die Augen vor etwas verschliessen, nicht aber die Ohren. Hören müssen wir ebenso, wie wir gehorchen müssen. Zunächst den Eltern, dem Lehrer, später dem Meister oder Vorgesetzten und letztlich unserem Gewissen und damit Gott.

Wenn wir die leise Stimme überhören und nicht gehorchen, wenn wir nicht hören wollen, müssen wir eben fühlen. Kinder haben sehr oft Ohrenentzündungen in der Zeit, in der sie gehorchen lernen müssen, und wenn sie nicht gehorchen, sagt die Mutter: «Kannst Du nicht hören?» Doch die Ohren sind auch unser Gleichgewichtsorgan, und so bekommen wir Ohrenprobleme, wenn wir aus dem Gleichgewicht geraten, wenn es an Demut und Bereitschaft fehlt, zu ge«horchen».

Schwerhörigkeit ist meist ein Altersproblem, denn mit zunehmendem Alter werden die meisten unbeweglicher, starrer und wollen nicht mehr hören — und schon gar nicht gehorchen. Das gilt auch für die Lärmschwerhörigkeit. Das Nicht-mehr-hören-wollen führt letztlich zum Nicht-mehr-hören-können.

Ein Hörsturz tritt meist einseitig auf — wobei wir beachten sollten, auf welcher Seite — und ist eine unüberhörbare Aufforderung, nach innen zu horchen, der inneren Stimme zu folgen. Nur der wird taub, der nicht hören will.

Bei Ohrproblemen sollten wir uns fragen:

— Was will ich nicht hören?
— Wem oder was will ich nicht gehorchen?
— Wo bin ich aus dem Gleichgewicht geraten?
— Fehlt es mir an Demut?
— Wogegen wehre ich mich, was will ich nicht hereinlassen?
— Wem will ich nicht mein Ohr leihen?

Die Prostata

Fast jeder zweite Mann bekommt im Alter Prostatabeschwerden, ein Hinweis darauf, dass er sich nicht mehr körperlich so ausdrücken kann wie er will. Das betrifft die Sexualität ebenso wie das Wasserlassen. Es ist also ein Zeichen für unbefriedigende sexuelle Kontakte oder Unfähigkeit, sich sexuell befriedigend ausdrücken zu können. Er kann nicht mehr so, wie er will.

Bei Prostatabeschwerden sollten wir uns fragen:

— Wo kann ich nicht mehr so, wie ich will?
— Was ist an meinem sexuellen Kontakt unbefriedigend?
— Wo kann ich mich nicht mehr so ausdrücken, wie ich will?
— Was sollte ich besser lassen?

Die Scheide

Über die Scheide äussert sich die Hingabefähigkeit, aber auch die Bereitschaft und Fähigkeit, die Dinge, Umstände und Menschen anzunehmen. Hier erkennt man, ob man sich genügend öffnen kann oder ob man sogar irgendwo verkrampft ist. Wir sollten daher auch lernen, nicht am Vergangenen zu hängen, sondern die Bereitschaft und Fähigkeit zeigen, loszulassen.

Bei Scheidenproblemen fragen wir uns:

- Wo bin ich nicht fähig, nicht oder nicht genügend bereit, mich zu öffnen und hinzugeben?
- In welchem Bereich bin ich noch verkrampft?
- Wo hänge ich am Überholten, Vergangenen?
- Was sollte ich besser loslassen?

Die Schilddrüse

Die Schilddrüse bildet Hormone, die die Geschwindigkeit der Stoffwechselabläufe im Körper, bis hin zum Zellstoffwechsel, beeinflussen. Das wichtigste ist das Thyroxin. Wer an Unterfunktion der Schilddrüse leidet, wirkt schläfrig und nimmt an Gewicht zu. Wer an einer Überfunktion leidet, ist leicht erregbar und neigt zu übermässigem Schwitzen. Man könnte daher sagen, die Schilddrüse gibt Gas oder nimmt Gas weg. In Wirklichkeit sind die Vorgänge weit komplizierter, weil die Schilddrüse auf die meisten anderen hormonproduzierenden Drüsen einwirkt und von diesen ebenfalls beeinflusst wird.

So führt jede Stress-Situation zu «Alarm- und Kampfbereitschaft». Die Plusfrequenz und die Atmung werden beschleunigt. Die Körpertemperatur steigt und die neuromuskuläre Erregbarkeit wird erhöht, was die Reflexzeiten verkürzt. Befinden wir uns ständig im «Lebenskampf», bleibt der Körper ständig in Alarmbereitschaft.

Der Schilddrüsenkranke muss lernen, seine seelischen Belastungen abzubauen, bzw. zu lösen, um innerlich wieder zur Ruhe zu kommen. Dazu gehört vor allem auch, dass er lernt, seine Angst aufzulösen, die bei ihm stark ausgeprägt ist. Aber auch seine starken Aggressionen, die daher rühren, dass er seine feindseligen Gefühle verleugnet und unterdrückt, müssen verarbeitet werden. Hinzu kommt ein starkes Bedürfnis, bemuttert und umsorgt zu werden, was er durch ein fast zwanghaftes Bedürfnis kompensiert, für andere zu sorgen. Er strebt unaufhörlich nach Unabhängigkeit, obwohl er sich am liebsten selbst anlehnen möchte. Ein Hindernis kann die Furcht sein, belogen zu werden. Nach aussen gibt er sich sachlich, muss aber häufig aggressive Impulse unterdrücken.

Bei Schilddrüsenproblemen muss man sich fragen:

- Wo bin ich nicht ehrlich?
- Entspricht mein Verhalten meiner Einstellung?
- Was befürchte ich eigentlich?
- Woher kommen meine Aggressionen?
- Wieso glaube ich, mich nicht ausreichend verteidigen zu können?
- Welche Impulse unterdrücke ich?
- Warum lasse ich mich eigentlich ausnutzen, obwohl ich dabei innerlich «koche»?
- Was empfinde ich als lebensbedrohend, und ist es berechtigt?
- Warum befürchte ich, belogen zu werden?
- Gegen wen habe ich feindselige Gefühle und warum?
- Gegen was kämpfe ich permanent an?
- Warum äussere ich nicht einmal meine Ängste oder mein Anlehnungsbedürfnis, anstatt immer nur noch mehr Verantwortung zu übernehmen?

Die Schultern

Die Schultern sind die Projektionsfläche für Verantwortung. Auf den Schultern tragen wir eine Last. Man kann jemandem auch etwas «übertragen», was immer eine Aufgabe oder eine Verantwortung, also eine geistige Last ist.

Zu Schulterbeschwerden kommt es, wenn die Last als zu schwer, die Verantwortung als zu gross empfunden wird oder, wenn das Leben selbst zur Last wird, die wir glauben, nicht mehr tragen oder ertragen zu können.

Bei Schulterbeschwerden müssen wir uns eine «Erleichterung» in unseren Belastungen verschaffen. Entweder wir geben etwas ab, machen es uns leichter, oder wir ändern unsere Einstellung zur Last, zur Aufgabe oder Verantwortung und werden bereit, sie zu tragen, ohne sie als Last oder als lästig zu empfinden.

Bei Schulterbeschwerden muss ich fragen:

— Was kann ich nicht mehr tragen oder ertragen?
— Wo ist mir etwas lästig geworden?
— Was belastet mich so sehr?
— Welche Verantwortung bedrückt mich?
— Was kann ich abgeben?
— Wie kann ich mich «entlasten»?

Der Solar plexus

(Sonnengeflecht des symp. Nervensystems im Oberbauch)

Der Solar plexus ist die Projektionsfläche des Unterbewusstseins. Unbewusste Belastungen zeigen sich hier, was zu falschem Atmen führt. Über die Atemkorrektur kann ich am leichtesten diese unbewussten Belastungen auflösen, zumindest ihre belastenden Wirkungen. Besser ist es, sich täglich eine bestimmte Zeit zu nehmen, um über sich und das Leben nachzudenken, sich klar zu werden, was man wann und wie erreichen will.

So wie man es sich zur Gewohnheit gemacht hat, sich täglich zu waschen, so sollte man auch täglich Psychohygiene betreiben und die Dinge des Tages im Gemüt bereinigen, bevor sie zu unbewussten Belastungen werden. Wer mit sich im reinen ist, wird keine Schwierigkeiten mit dem Solar plexus bekommen.

Haben wir aber dort Schwierigkeiten, dann sollten wir uns fragen:

— Welche Probleme habe ich ins Unterbewusstsein absinken lassen, anstatt mich damit auseinanderzusetzen und sie zu lösen?
— Was sollte ich schnellstens bereinigen?
— Wie kann ich künftig «Seelenmüll» vermeiden?

Die Thymusdrüse

Die Thymusdrüse ist der Sitz unseres Immunsystems und aktiviert die inneren Selbstverteidigungskräfte. Eine weitere Aufgabe der Thymusdrüse ist die Steigerung der Lebensenergie insgesamt. Durch Klopfen kann die Thymusdrüse deutlich aktiviert werden. Sie sitzt etwa fünf Zentimeter unter der Halskuhle. Auch Tarzan klopft sich, bevor er seinen berühmten Schrei ausstösst, energisch auf die Brust (Thymusdrüse) und mobilisiert so seine Abwehrkraft.

Aufgabe der Thymusdrüse ist es auch, Freund und Feind zu unterscheiden, die einen zu bekämpfen und möglichst zu besiegen und die anderen zu unterstützen.

Die Thymusdrüse überwacht und reguliert den gesamten Energiehaushalt des Körpers und stellt die Harmonie zwischen unterschiedlichen Bestrebungen her. Sind diese Kräfte hergestellt, entsteht innere Stärke bis zur Unbesiegbarkeit, die zu einem starken Selbstwertgefühl führt.

Thymusstärkende Eigenschaften sind: Glaube, Vertrauen, Mut, Dankbarkeit und vor allem Liebe. Glauben heisst hier vor allem Selbst-Vertrauen, also Vertrauen in sein wahres Selbst. Aus diesem Vertrauen in sein Selbst fliesst die Lebensenergie natürlich und frei und kann als Liebe in Erscheinung treten. In dem Masse, wie wir diese Eigenschaften verkümmern lassen und nicht leben, verkümmert zunehmend auch unsere Thymusdrüse und damit unser Immunsystem, aber wir können es jederzeit wieder aktivieren.

Die Wirbelsäule

Die Wirbelsäule gibt dem Körper den nötigen Halt, der sich in unserer Haltung zeigt. Wir können beweglich sein oder halsstarrig oder sogar gebrochen. Sie ist daher ein sichtbares Zeichen unserer geistigen und körperlichen Haltung und auch unserer Beziehung zu Gott.

Alle inneren Spannungen werden durch Tonisierung der entsprechenden Muskelgruppen auf die Wirbelsäule übertragen und nach aussen sichtbar. Die übertrieben gerade Haltung des falschen Selbstbewusstseins ebenso wie die innere Haltlosigkeit oder die gebeugte Haltung des Menschen, der sich zuviel aufgebürdet hat und es nun nicht mehr ertragen kann.

Jede geistig-seelische Fehlhaltung zeigt sich unmittelbar über die Wirbelsäule in unserer körperlichen Haltung. In jedem Fall ist nicht nur die Wirbelsäule zu behandeln, sondern vor allem die die Spannung verursachenden seelischen Konflikte müssen erkannt und gelöst werden. «Kreuzschmerzen» sind ein sehr «vielsagendes» Symptom, denn hier zeigen sich alle verdrängten Enttäuschungen, Aggressionen, Abwehr und Fluchtreaktionen und psychischer Stress. Auch Angst und Demütigungen werden hier sichtbar — alles, was unsere «Haltung» berührt.

Die Zähne

Wussten Sie,
... dass 98 Prozent der Menschen unter einer schleichenden Zahnkrankheit leiden?
... dass Ihre Zähne und das Zahnbett von selbst heilen, wenn Sie die richtigen Bedingungen schaffen?
... dass Ihr Gemütszustand den Zustand Ihrer Zähne beeinflusst?
... dass Ihre Zähne Bewegung brauchen, um fit zu bleiben?

Die Zähne sind ein Symbol des Angreifens und Zupackens. Mit den Zähnen beissen und zerkleinern wir unsere Nahrung. Schlechte Zähne zeigen, dass wir nicht oder nicht mehr richtig zupacken können. An Problemen haben wir schwer zu kauen und müssen uns durch schwierige Situationen hindurchbeissen. Zähne sind aber auch ein Symbol für Energie und Lebenskraft. Schlechte Zähne zeigen daher auch nachlassende Vitalität. Bei Pferden erkennt man Alter und Erhaltung am Gebiss, und wenn uns im Traum die Zähne ausfallen, dann bedeutet dies Vitalitäts- oder Potenzverlust, denn unsere Potenz ist ein Teil unserer Vitalität.

Kauen ist Auseinandersetzung. Wir setzen uns mit der Nahrung auseinander und zerkleinern sie mit den Zähnen. Wir zeigen jemandem aber auch die Zähne, wenn wir Widerstand leisten. Schlechte Zähne zeigen daher auch ein Nachlassen oder einen Mangel an Widerstandskraft, sowie die Unfähigkeit, Aggressionen zu äussern und richtig einzusetzen.

Unser Gebiss ist auch ein Ausdruck der Funktion unseres Willens. Die Art und Weise, wie jemand kaut, zeigt die Art des

Einsatzes seiner Willenskraft, Eindrücke zu verarbeiten. Wenn es sein muss, «beisst man die Zähne zusammen», als Ausdruck seines festen Willens, sich «durchzubeissen» und der Situation Herr zu werden.

Aggressionen, die nicht verdrängt, sondern in geeigneter Weise gelebt werden, gegebenenfalls sublimiert, stehen dann als Energie und Vitalität zur Verfügung, Naturvölker haben nicht nur wegen der natürlichen Kost gesunde Zähne, sondern vor allem auch wegen der gelebten Aggression, denn Vitalität und Aggression sind nur zwei verschiedene Aspekte der gleichen Kraft.

Hat der Verlust an Energie, Widerstandskraft und Vitalität auf der körperlichen Ebene zum Verlust der Zähne geführt, können wir uns mit den sogenannten «dritten Zähnen» zumindest den Schein von Widerstandskraft und Vitalität erhalten. Statt Protest bleibt uns nur noch die Prothese.

Das Zahnfleisch ist das Fundament der Zähne und gibt ihnen den Halt. Somit ist es das Symbol des Urvertrauens und der Selbstsicherheit, des Ruhens in sich selbst, des inneren Haltes. Blutet das Zahnfleisch, so zeigt dies, dass unser Wesen schon bei geringen Belastungen beeinträchtigt wird, denn Blut ist der körperliche Ausdruck des Wesens eines Menschen. Zieht sich das Zahnfleisch zurück, so zeigt dies, dass sich das Urvertrauen und die Selbstsicherheit des Menschen zurückbilden, was letztlich dazu führt, dass wir die Fähigkeit verlieren, uns mit den Dingen auseinanderzusetzen, und als äusseres Zeichen dafür verlieren wir dann auch unsere Zähne.

Der vorgeschobene Unterkiefer zeigt eine Überbetonung der Willensfunktion (Mussolini), eine äusserste Entschlossenheit, eine Sache unter Einsatz aller zur Verfügung stehenden Kräfte durchzusetzen; geschichtlich zu erklären als Anzeigen des Gebrauchs der Reisszähne beim Urmenschen.

Wer nachts mit den Zähnen knirscht, zeigt damit seine Ohnmacht, sich seine Aggressionen bewusst einzugestehen oder tagsüber angemessen auszuleben, und so schleifen sich dadurch seine Zähne ab, bis er unfähig wird, seine Zähne zu gebrauchen. Dieses Zähneknirschen nachts zeigt sich vorwiegend bei Kindern, die mit einer Autoritätsperson leben müssen und ihren Protest, ihre Auflehnung und verdrängte Aggression gegen den übermächtigen Vater, Erzieher, Vorgesetzten oder Partner nun nachts ausleben.

Die Zunge

Die Zunge ist der «Botschafter» der Leber und des Magens. Über unsere «Gelüste» teilt sie normalerweise genau mit, welche Stoffe der Körper gerade benötigt. Denken sie nur an den wechselnden Appetit der Schwangeren. Durch die Denaturierung unserer Nahrung durch Chemikalien, Konservierungsstoffe und Aromastoffe, auch durch scharfe Gewürze und durch das Rauchen, wird ihre Aufgabe sehr erschwert.

Unsere unerklärlichen Gelüste sind also Mitteilungen der Leber, die damit einen bestimmten Bedarf anmeldet. Wenn nichts dagegen spricht, sollten wir solchen Gelüsten ruhig nachgeben, denn Leber und Zunge sind die Organe, die über den Stoffwechsel und das richtige Nahrungsangebot den Körper erhalten.

Die Zunge zeigt aber auch Störungen der Leber und des Magens an und deshalb liess sich früher jeder Arzt zur Diagnose als erstes die Zunge zeigen. Aber wann haben Sie das letzte Mal einem Arzt Ihre Zunge zeigen müssen? Die Art des eventuellen Belages, seine Farbe und der Zustand der Zunge zeigen klar, woran es fehlt.

Auch der «Appetit» auf sexuellen Kontakt zeigt sich über die Zunge. Wir spielen dann unbewusst mit der Zungenspitze an den Zähnen oder Lippen oder strecken beim Sprechen ganz kurz die Zungenspitze raus.

Das Zwerchfell

Das Zwerchfell steuert die Atmung und überträgt damit den kosmischen Rhythmus als Atemrhythmus auf die dichteste Ebene, den physischen Körper.

Bei Störungen des Zwerchfells müssen wir daher immer an eine geistig-seelische Rhythmusstörung denken. Irgendwo sind wir aus dem Tritt gekommen, haben uns eigenwillig aus der allumfassenden Ordnung gelöst, und unser Organismus meldet dies getreulich in seiner Sprache.

Umgekehrt können wir über eine Harmonisierung der Atmung die Ordnung wieder herstellen, uns wieder einschwingen in den kosmischen Rhythmus, wieder ein harmonischer Teil der allumfassenden Ordnung werden. Deshalb sind Atemübungen in allen Schulen zur Bewusstseinserweiterung unverzichtbar. Es ist das Erste, was wir lernen sollten und gleichzeitig das Letzte, was wir ganz beherrschen werden, denn wenn wir das Atmen wirklich beherrschen, sind wir wieder eins mit dem Einen, und unsere Aufgabe ist vollendet.

Der Zwölffingerdarm

Der Zwölffingerdarm ist zuständig für die Umformung von sauer zu alkalisch. Weiterhin ist hier die erste Stufe der Aufspaltung und Verfeinerung.

Mangelnde, falsche oder unzureichende Auseinandersetzung (Aufspaltung) sowie Unfähigkeit oder Unwilligkeit zur Auseinandersetzung zeigt sich hier.

Unterdrückter Ärger, Hektik und Stress, also die Folgen von nicht erfolgter Auseinandersetzung oder unzureichender Auseinandersetzung mit den Eindrücken, führt zu Zwölffingerdarmbeschwerden, bei häufiger Wiederholung zu Geschwüren.

Zur Unterscheidung zu Magenbeschwerden sollten wir wissen, dass Magenbeschwerden durch das Essen unmittelbar danach auftreten, während sich Beschwerden des Zwölffingerdarms erst längere Zeit nach dem Essen bemerkbar machen.

Sprechen mit den Organen oder dem Körper

Der Dialog mit dem Körper ist eine sehr wirksame Methode, um unbewusste Botschaften des Körpers, Symptome oder Schmerzen zu verstehen. Ausserdem erhöht das Sprechen mit seinem Körper das Körperbewusstsein.

Beginnen Sie ein Zwiegespräch mit dem betroffenen Organ, dem Körperteil, dem Symptom, dem Schmerz oder dem Körper. Sie können Ihren Gesprächspartner mit Worten ansprechen oder in der Sprache des Unterbewusstseins, dem Bild.

Stellen Sie sich einmal den betroffenen Körperteil bildhaft vor. Wie sieht das «innere Bild» aus? Sprechen Sie mit dem Bild; fragen Sie: «Was willst Du mir sagen? Warum ist das so, wie es gerade ist? Wie kann ich Dir helfen? Was ist zu tun? Wie sieht der Weg zur Heilung aus? Die nächsten Schritte?»

Bei Schmerzen können Sie sich einen Kontrollknopf wie die Fernbedienung Ihres Fernsehgerätes vorstellen. Stellen Sie mit diesem Knopf den Schmerz «leiser». Über das bewusste Erzeugen von Bildern lassen sich so bewusst Körperfunktionen steuern. Sie müssen nur das richtige Bild finden, das von Ihrem Unterbewusstsein verstanden wird. Das Bild kann natürlich auch ein Film des Vorganges oder erwünschten Ablaufes sein. Geben Sie Ihrem Unterbewusstsein so ein Bild des erwünschten Endzustandes.

Sprechen Sie mit Ihrem Körper und lassen Sie sich informieren, wie Sie ihm helfen und in Zukunft Krankheit vermeiden können.

Der Weg zur Gesundheit

Der erste Schritt zur Gesundheit besteht darin, dass wir unsere Krankheit wirklich erkennen. Erkennen Sie den falschen Ton in der Melodie Ihres Lebens!

Erkennen Sie auch, dass krank sein zwar lästig, aber doch gesund ist, denn jede Krankheit wirkt reinigend. Dein Leiden sei Dein Prophet, sagt der Weise. Krankheit trägt zur Erweiterung unseres Bewusstseins sicher mehr bei als Gesundheit.

Solange wir aber unsere Krankheit nicht durchschauen, den Sinn erkennen und befolgen, solange heilen Krankheiten auch äusserlich schlecht oder gar nicht.

Krankheit und Leid gehören zum Leben wie der Unterricht zur Schule. Es ist jedoch nicht Gottes Wille, dass wir krank sind. Im Gegenteil: Gott will, dass wir gesund und glücklich sind, und nur wir machen eine Krankheit «notwendig». Wir sind krank, weil wir dem Willen Gottes **nicht** entsprechen.

Jeder meint, er sei charakterlich schon so ziemlich in Ordnung, nur mit der Gesundheit hapere es etwas, die lasse zu wünschen übrig. Alles, was wir erleben oder erleiden, ist die Folge früheren Tuns oder Lassens. Negative Gedanken sind negative Ursachen und können natürlich auch nur negative Folgen haben.

Manche Menschen sind Meister in sinnloser Selbstquälerei. Sie hängen an der Vergangenheit oder an früheren Fehlern, anstatt sie jetzt zu ändern. Auch wenn eine Krankheit harmonisch bedingt sei sollte, heisst das nicht, dass wir dieses Karma nicht jederzeit durch eine Änderung der Ursache beseitigen könnten.

Bitte ausarbeiten:

1) Was ist mein «Problem-Organ»? (Es können auch mehrere sein.)

2) Welche Symptom-Kombinationen treten bei mir auf?

3) Welche Zusammenhänge zwischen Problem und Symptom kenne ich?

Es gibt allerdings eine Reihe von Heilungshindernissen:

1) Vor allem **negatives Denken,** destruktives Grübeln. Eine innere Zerrissenheit, die jegliches Einswerden in sich verhindert.

2) Das lähmende Gefühl der **Angst vor einer weiteren Verschlimmerung,** einer neuen Operation, dem Ergebnis der nächsten Untersuchung. Angst lähmt vor allem unser Immunsystem, und wir ziehen damit herbei, was wir befürchten.

3) Die **Unfähigkeit, zu glauben,** und der **Zweifel.** Dabei ist der Zweifel ja ein Glaube, aber ein Glaube an das Falsche, Unerwünschte. Glauben aber heisst innere Gewissheit der Einheit mit dem Höchsten und der bewussten Verbindung

mit seiner Vollkommenheit, so dass diese Vollkommenheit alles Unvollkommene in uns auflösen kann. Krankheit verschwindet in dem Masse, wie ich glauben kann. «Dir geschehe nach Deinem Glauben.»

4) Die **Unfähigkeit zu warten,** ist das Erzwingenwollen der Heilung und das Beobachten des Körpers. Damit aber lenken wir das Bewusstsein auf die weichende Krankheit und halten sie fest. Die Unfähigkeit zu warten ist ein Mangel an Vertrauen in die höchste Kraft.

5) Der **Mangel an innerer Ruhe, Konzentration und Disziplin** verhindert, dass wir unsere Gedanken wirklich kontrollieren, auf das Positive lenken und dort festhalten. So setzen wir immer wieder negative Ursachen, die die Heilung verzögern oder gar verhindern.

6) Die **Meinung, meine Krankheit sei besonders schwierig,** meine Probleme seien aussergewöhnlich. «Ich war schon in 3 Universitätskliniken, und sogar der berühmte Professor sagte, so einen Fall wie mich habe er noch nicht erlebt.» Das Ego will etwas Besonderes sein — wenn nicht positiv, so doch wenigstens negativ.

7) **Hemmungslosigkeit im Genuss.** Wir wollen oder können nicht mehr verzichten. Wir wollen zwar gesund sein, oder doch wenigstens beschwerdefrei, sind aber nicht bereit, auf Genussgifte und falsche Angewohnheiten zu verzichten.

8) **Geistige Blindheit** verhindert, dass wir zu höherer Erkenntnis kommen. Suchet, so werdet ihr finden, heisst es, und klopfet, so wird euch aufgetan. Es fällt uns aber nicht in den Schoss. Wir ernten nur, was wir säen.

Andere Gedankenfallen sind: Erwartungen.

Das Leben hat nur eine Möglichkeit, es so zu machen, wie ich es haben will, aber tausend Möglichkeiten, es anders zu machen. Ich habe also tausend Möglichkeiten, mich zu ärgern, und kommt es wirklich so, wie ich es erwartet habe, freue ich mich auch nicht – schliesslich habe ich es ja so erwartet.

Mit Erwartungen nehme ich dem Leben die Möglichkeit, mir eine Freude zu machen, ich betrüge mich um viel Lebensfreude und gebe dem Leben dafür tausend Möglichkeiten, mir einen Anlass zum Ärger zu schaffen.

Angenehm ist positiv

Viele Menschen denken, es sei die Aufgabe des Lebens, angenehm zu sein, und das was angenehm ist, das sei positiv. Nur das Ego will Angenehmes, die Seele aber will nur Entwicklung und interessiert sich nicht für Angenehmes. Aufgabe des Lebens aber ist es, mir ständig Entwicklungsmöglichkeiten zu bieten, ganz gleich, ob die angenehm oder unangenehm sind. Das Leben will mir, meiner Entwicklung dienen. So ist alles, was mir widerfährt, positiv, denn alles will mir nur dienen und helfen. Also ist es gut und ich bin glücklich in dieser Erkenntnis. Glück muss also nicht unbedingt auch Angenehmes bedeuten, aber immer Gutes!

Symptom auflösen

Wenn ich ein Symptom auflöse, erkenne ich den Fehler nicht mehr, den das Symptom mir sichtbar und spürbar machen wollte. Ich bilde mir ein, alles sei in Ordnung, dabei wurde die Ursache gar nicht berührt und schon gar nicht geändert, und ich zwinge so das Schicksal nur zu einer neuen Lektion.

Das kenne ich schon!

Nicht gelebtes Wissen wird so zum Ballast. Solange ich das Wissen noch nicht hatte, war ich wenigstens auf der Suche, nun aber hindert es meine Entwicklung. Die Folge ist eine Lektion des Schicksals, denn wir werden nicht nur für das Falsche zur Rechenschaft gezogen, das wir getan haben, sondern genau so für das Gute, das zu tun wir unterlassen haben.

Der andere macht das ja auch nicht!

Wenn es der nicht einmal tut, dann brauche ich das erst recht nicht zu tun, und habe so meine Ruhe. Das Ego hat gesiegt. Lernen wir die Botschaft vom Botschafter zu trennen. Eine Wahrheit bleibt wahr, auch wenn sie der, der sie sagt, nicht lebt – ja selbst wenn er nicht mein Freund ist. Denn nicht jeder kann mein Freund sein, aber jeder ist mein Lehrer. So nehme ich die Wahrheit dankbar an, ganz gleich, durch wen das Schicksal sie mir schickt – und lebe danach!

Die sieben Schritte vom positiven Denken zum positiven Leben

1) **Positives Denken**
   Erkennen, dass alles gut ist, denn alles will mir nur dienen und helfen. Achtsam und beharrlich durchs Leben gehen. Voller Vertrauen und Humor, gelassen tun, was zu tun ist. Dankbar die Wirklichkeit hinter dem Schein erkennen und geborgen in der Fülle des Seins leben.

2) **Positives Fühlen**
Offen und ausgeglichen die Menschen so annehmen, wie sie nun einmal sind. Vertrauensvoll und zuversichtlich zu seinen Gefühlen stehen und sich wert fühlen, in der Fülle zu leben. Das Leben nur beobachten, nicht bewerten und liebevoll das Richtige geschehen lassen.

3) **Positives Wollen**
Lernen wollen und verstehen wollen. Entschuldigen und verzeihen und selbst das Richtige tun wollen. Wollen, was man soll! Hören, was das Leben will, und den eigenen Willen loslassen und SEINEN Willen erfüllen wollen!

4) **Positives Reden**
Lernen sich klar auszudrücken und die Wortinflation stoppen. Keinen ungebetenen Rat geben und auch Schweigen lernen. Ehrlich sein in Wort und Tat und Wortgeschenke machen. Mut machen, Trost spenden und Worte nur zum Helfen, Danken und Segnen gebrauchen.

5) **Positives Handeln**
Überlegt, feinfühlig und nachsichtig handeln. Liebevoll, konstruktiv und hilfreich sein. Zuverlässig, rücksichtsvoll und beharrlich bleiben und unabhängig von den Erwartungen der anderen. Verantwortungs- und selbst-bewusst bleiben, bei allem, was ich tue. Lernen zu geben und zu nehmen und aus der «inneren Führung» im richtigen Augenblick das Richtige tun. Auch bewusst und mässig das Richtige essen. Fröhlich und frei auch die Freiheit des anderen respektieren.

6) **Positives Bewusstsein**
In der Erkenntnis der Wahrheit und Wirklichkeit harmonisch, selbstlos und geborgen sein. Regelmässig in die Stille ge-

hen und Zeit für Meditation und Gebet nehmen. Das ganze Sein auf das Höchste ausrichten. Geistesgegenwärtig und sinnvoll leben.

7) **Positives Leben**
Die geistigen Gesetze beachten, sorglos und gelassen in der Erkenntnis durchs Leben gehen, alles ist «gleich-gültig». Harmonische Beziehungen pflegen und sich auch an den kleinen Dingen erfreuen. Gern leben, aber auch jederzeit bereit sein, zu gehen. Solange ich aber lebe, vernünftig, vorbildlich und gesund leben. Das ganze Sein auf das Höchste ausrichten und Gott in allem und jedem erkennen und achten. Dankbar und bewusst jeden Augenblick erfüllen.

Schon wenn wir meditieren, nimmt der Milchsäuregehalt im Blut um 50 Prozent ab. Das ist von grösster Bedeutung für unsere Gesundheit, denn die Milchsäure verursacht unnatürliche Ermüdung und reduziert unsere Widerstandskraft.

Wenn wir aber schon nicht meditieren, so sollten wir wenigstens richtig atmen, denn Atem bedeutet Leben. Die meisten Menschen atmen nur gerade soviel, dass sie nicht ersticken. Der Atem verbindet uns mit allem Sein, lässt Lebenskraft in uns einströmen und regt die Heilkraft in uns an.

Dabei sollten natürlich aufbauende Gedanken uns erfüllen. Wann immer ich von nun an einen Satz mit «ICH BIN» beginne, darf nur etwas Positives, Hilfreiches und Aufbauendes folgen, wie: Ich bin froh, ich bin stark, ich bin gesund, ich bin in Harmonie! Denn was wir in Verbindung mit «ICH BIN» sagen, damit identifizieren wir uns, und das werden wir.

Wir sollten uns aber nicht nur geistig richtig ernähren, sondern auch physisch. Viele Menschen auf dem geistigen Weg vernachlässigen ihren Körper und missachten die Naturgesetze. Solange wir aber nicht Wasser in Wein verwandeln und durch Wände und über Wasser gehen können, müssen wir schon die Naturgesetze beachten.

In der BHAGAVAD-GITA* heisst es: «Jene, die auf dem Weg nach oben sind, bevorzugen lebensaufbauende Nahrung, die zu Vitalität, Kraft und Gesundheit beiträgt sowie zu Freude und Heiterkeit. Ruhelose Menschen verspüren den Drang, bittere, saure und übermässig gewürzte Nahrung zu sich zu nehmen. Wenig Entwickelte essen abgestandene und unreine Nahrung.

* BHAGAVAD-GITA = älteste aller heiligen Schriften – universale Schrift mit einer ewig gültigen Botschaft

Die natürliche Ernährung

Geschichte

Bis vor einhundert Jahren haben unsere Vorfahren sich von Getreide, Gemüse, Obst, Salat, Samen und Nüssen ernährt, also von allem, was die Natur ohne Schmerzen in Fülle hergibt. Ausserdem war die Monomahlzeit die Regel, also eine natürliche Trennkost. Und da man oft nicht viel zu beissen hatte, kaute man von selbst gründlich. Unsere Vorfahren lebten also in der Regel noch ganz natürlich und gesund. Erst mit zunehmendem Wohlstand kam die Mischmahlzeit mit verschiedenen Gängen in Mode, und damit verbreiteten sich auch die Wohlstandskrankheiten. Den Menschen begann das «Zipperlein» zu plagen, die Gicht und das Rheuma, da er von der Natur nicht zum Fleischesser geschaffen ist. Fleischfresser haben einen ganz kurzen Darm und die Fähigkeit, Harnsäure 15 mal leichter auszuscheiden als der Mensch. Der Mensch hat eine Darmlänge, die für den Obstverzehr geschaffen ist, nur Grasfresser haben einen längeren Darm. Ausserdem braucht Eiweiss zur Verdauung ein saures und Kohlehydrate ein basisches Milieu. **Esse ich beides zusammen, heben sich Säuren und Basen gegenseitig auf** und die Nahrung bleibt unnatürlich lange im Magen und später im Darm, **wobei durch Gärung und Fäulnis bereits Giftstoffe an den Körper abgegeben werden.** Wenn ich noch Obst dazu esse, entsteht Fuselalkohol in beträchtlicher Menge. Durch die falsche Ernährung kommt es zur Verschlackung, Verschleimung und Verkalkung mit den entsprechenden Folgen: Krankheit und Lebensverkürzung. Dazu essen wir heute noch zuviel Fett, besonders die versteckten Fette, obwohl wir körperlich nicht mehr so hart arbeiten wie unsere Vorfahren und daher sehr viel weniger Kalorien verbrauchen.

Das führt dann zu Übergewicht mit allen schädlichen Folgen wie Herz- und Kreislauferkrankungen, Wirbelsäulenschäden usw.

Zu alledem ist die Nahrung heute durch Umweltverschmutzung und künstliche Überdüngung nicht mehr vollwertig. Wir essen nicht mehr Lebensmittel, sondern nur noch Nahrungsmittel, und oft sind es reine Genussmittel mit durch Kochen veränderten Bausteinen, die der Körper so kaum noch brauchen kann. Und wenn doch noch etwas Brauchbares übrigbleibt, wird es im Mikrowellenherd restlos zerstört, nicht nur zu Hause, sondern auch im Restaurant. Ein Wunder, dass der Mensch das alles bisher überlebt hat!

Vegetarier

Machen wir uns einmal bewusst, dass auch heute noch der grösste Teil der Menschheit ganz oder doch überwiegend vegetarisch lebt und damit entsprechend gesund. Es genügt jedoch nicht, wie bei den «Pudding-Vegetariern» einfach nur das Fleisch wegzulassen und sich ansonsten von der weitgehend zerstörten Nahrung zu ernähren. Denn auch Milch und Eier sind bedenklich. Konsequenter sind da schon die «Veganer», die sich nicht nur vegetarisch, sondern nur von Rohkost ernähren. Der Mensch ist nämlich das einzige Lebewesen, das seine Nahrung zerstört, bevor es sie isst. Eiweiss gerinnt schon bei etwa 45 Grad, wie wir am Frühstücksei sehr deutlich sehen können, und jeder Mensch stirbt, wenn das Fieber über 45 Grad steigt, weil das Eiweiss im Körper gerinnt – aber genau das bieten wir dem Körper mit dem Frühstücksei, mit gebratenem und fritiertem Fleisch, mit homogenisierter Milch ständig an. Zudem hat ein Kilo Fleisch etwa 29 Gramm Harnsäure. Um aber auch nur ein Gramm Harnsäure wieder gefahrlos auszuscheiden, benötigt der Körper sieben bis acht Liter Wasser. So wurde der Herzinfarkt zur häufigen Todesursache. Das Herz stirbt den Säuretod. Nun gibt es aber noch Menschen, die sich vorwiegend oder sogar ausschliesslich von Fleisch ernähren, wie die Eskimos. Wer aber weiss schon, dass Eskimos eine durchschnittliche Lebenserwartung von 27 Jahren haben, und die Kirgisen, die sich auch überwiegend von Fleisch ernähren, haben eine durchschnittliche Lebenserwartung von 40 Jahren. Aber es geht dabei nicht nur um die Lebensverkürzung, sondern vor allem um frühe Krankheit, denn wir essen mit dem Fleisch auch alle Medikamente mit, die den Tieren zum schnelleren Wachstum gegeben wurden, wie Östrogene, wodurch die Menschen so aufgeschwemmte Figuren und die Jungen Busen bekommen.

Unsere natürliche Nahrung ist basenbildend, unsere normale Nahrung säurebildend, besonders der Zucker. Noch vor einhundert Jahren wurde er in der Apotheke verkauft, und da gehört er auch hin. Dem Körper und nicht nur den Zähnen schadet er nur. Zudem fehlen die natürlichen Ballaststoffe, die der Körper braucht, damit die Verdauung optimal funktioniert. Die aber hat Gemüse und Obst von selbst. Es ist ausserdem basenbildend und enthält alle Vitamine und Mineralstoffe in natürlicher Form und im richtigen Verhältnis. Die künstlichen Vitamine und Mineralstoffe kann der Körper kaum brauchen und muss sie als Belastung wieder ausscheiden.

Brot und Getreide

Millionen von Jahren war die Erde ein tropisches Paradies. Der Mensch und seine Vorfahren ernährten sich ganz natürlich vom Obst, das überall von der Natur in Fülle angeboten wurde. Erst in den letzten achttausend Jahren wurde in Ägypten Korn zur Nahrung kultiviert. Diese relativ kurze Zeit hat für den Menschen nicht ausgereicht, sich optimal auf die Verdauung des

Korns einzustellen. Das mag noch angehen, solange wir daraus Fladen machen, die über einem heissen Stein mehr getrocknet als gebacken wurden, wie es die Hunzas heute noch tun. Aber selbst wenn wir Körner als Frischkornmüsli essen, wird der Körper dadurch verschleimt. Wir alle kennen Reisschleim und Haferschleim, was zur Verschleimung des Körpers führt. Ganz schlimm wird es, wenn das Korn als Brot durch Hitze zerstört und mit vierzehn Zusatzmitteln, Konservierungsstoffen und Backhilfen versehen gegessen wird. Es ist nicht mehr viel enthalten, was der Körper brauchen kann, dafür aber eine grosse Belastung.

Milch und Milchprodukte

Auch die Kuhmilch ist für den menschlichen Verzehr nicht geeignet, da dem Menschen ab dem dritten Lebensjahr das Enzym «Lab» fehlt, das er zur Verdauung benötigt. Ausserdem ist das Eiweiss hier als Kasein statt als Albumin enthalten, das der Körper nur schwer aufschliessen kann. Zu allem ist fast jede Milch pasteurisiert und homogenisiert. Das heisst, das Eiweiss ist dadurch zusätzlich entscheidend verändert und das Milchfett geht ungehindert direkt ins Blut. Ganz schlimm wird es beim Verzehr von H-Milch, die vollkommen tot ist. Kinder reagieren auf Kuhmilch mit einer Rotznase, Milchschorf und Mandelentzündung, um die Verschleimung wieder loszuwerden; der Erwachsene mit Rheuma und Nierenproblemen. Das gleiche gilt natürlich auch für alle Milchprodukte, die ja noch weiter bearbeitet und damit belastet und verändert wurden. Nur Butter, Schlagsahne und sehr fetter Käse sind einigermassen unbedenklich.

Getränke und Trinkgewohnheiten

Die Qualität des Wassers hat sich in den letzten Jahren dramatisch verändert, ohne dass dies in das Bewusstsein der Öffentlichkeit gedrungen ist. Nicht nur durch die Überdüngung und die damit verbundene Nitratbelastung, sondern auch durch die veränderte Molekularstruktur des Wassers, das mit seinen langen Molekülketten nicht mehr die Zellwand durchdringen kann, was wiederum zu einem Müllproblem innerhalb der Zelle führt. Um nicht am eigenen Müll zu ersticken, teilt sich die Zelle vorzeitig, und wenn ihre Teilungsgrenze erreicht ist, stirbt sie und mit ihr allmählich der Organismus. Wir müssten daher dringend wieder natürliches Wasser trinken, das das interzelluläre Müllproblem löst, und das ist destilliertes Wasser, wie es die Natur über die Verdunstung ständig herstellt. Eine Pfütze kann noch so schmutzig sein, die Sonne scheint darauf und was verdampft, ist reines Wasser, wie es im Obst, besonders in der Wassermelone natürlich vorkommt, und wenn wir nicht die Atmosphäre so verschmutzt hätten, würde uns die Natur über den Regen und Schnee ständig destilliertes Wasser liefern. So kommt es als saurer Regen herunter und zerfrisst sogar jahrhundertealte Gebäude. Wir aber trinken nicht nur das falsche Wasser, sondern belasten es weiter, indem wir daraus Kaffee, Tee, Coca Cola oder Limo machen. Ein Liter Coca Cola enthält etwa 36 Stück Würfelzucker. Leere Kalorien, die uns jahrelang auf den Hüften erhalten bleiben. Ganz zu schweigen von den Säureschäden im Körper. Zu alledem trinken wir noch Alkohol und belasten unsere schon vorgeschädigte Leber noch mehr. Selbst reine Obstsäfte sind bedenklich, weil sie die Leber plötzlich mit einer grossen Menge einseitiger Stoffe belasten, wie wir sie als Obst nicht so schnell essen könnten und meist auch nicht würden. Wer isst schon ein Kilo Orangen auf einmal? Wir haben uns unnatürliche Gewohnheiten zugelegt, die den Organismus ständig ungeheuer belasten. Kein Wunder, dass er irgendwann einmal streikt oder gar zusammenbricht!

Bei meinen Forschungen war ich darauf gefasst, eine geheimnisvolle, lebensverlängernde Substanz zu entdecken oder eine bisher unbekannte vitalisierende Übung als Schlüssel für ein gesundes Leben. Stattdessen stiess ich auf ein Müllproblem auf allen Ebenen des Seins.

Die menschliche Zelle erstickt an ihren eigenen Stoffwechselprodukten, weil die interzellulare Müllabfuhr nicht funktioniert. Sie funktioniert in der Hauptsache deshalb nicht, weil wir ungeeignetes Wasser trinken, dessen lange Molekülketten die Zellwand nicht passieren können. Um nicht zusammenzubrechen teilt sich die Zelle, und auch der Müll wird geteilt, sodass jede neue Zelle schon mit einem Müllproblem anfängt. Ist die Teilungskapazität erschöpft, stirbt die Zelle und damit der Organismus.

Das gleiche findet jedoch auch auf der geistigen Ebene statt. Negatives Denken bringt negative Lebensumstände hervor, und die belasten wiederum das Denken. Das Ergebnis ist ein freudloses Leben bis hin zur Depression.

Auch auf der emotionalen Ebene sorgen ungeklärte Gefühle für eine gedrückte Stimmung und schaffen eine ständige Schlechtwetterfront im Gemüt. Das lähmt die Aktivität und raubt die Lebensfreude.

Die geheimnisvolle, lebensverlängernde und freudenspendende Substanz, die ich gesucht habe, fand ich in einem lichtvollen Bewusstsein, das in der Erkenntnis seiner «Kraft» und «Liebe» lebt; im wahren positiven Denken, das nicht den unangenehmen Teil des Lebens ignoriert, sondern erkennt, dass alles gut ist, weil alles mir dienen und helfen will, besonders die unangenehmen Umstände. Und **in einem geklärten Gemüt,** das in der Wahrheit lebt: «Sein ist Freude». Alle drei gemeinsam sorgen dafür, dass der Körper als Spiegel der inneren Wirklichkeit gesund und vital ist, weil er physisch, mental und emotional richtig ernährt wird und loslässt, was nicht mehr zu ihm gehört.

Gesundheit ist:

1) körperliche und geistige Leistungsfähigkeit
2) Frei sein von Giften und Giftschädigungen
3) körperliche und nervliche Belastbarkeit
4) körperliche und geistige Beweglichkeit
5) Wohlbefinden, Ausgeglichenheit, Reaktionsvermögen und Anpassungsfähigkeit.

Man erreicht Gesundheit durch:

1) richtiges und lebensbejahendes Denken
2) gesunde Ernährung
3) ausreichenden Schlaf
4) richtige Atmung
5) harmonische Lebensweise und Hygiene.

Das Befolgen der Naturgesetze führt zu Harmonie und Gesundheit. Krankheit ist Disharmonie und Übertretung der Naturgesetze.

Gesund sein heisst, seiner inneren Bestimmung gemäss zu leben und eins zu sein mit sich und dem Leben.

Krankheiten sind die direkten und indirekten Folgen von falschem, disharmonischem Denken und Handeln. Wir bestehen aus 200 Billionen Zellen. Denken wir negativ, gibt das Unterbewusstsein allen Zellen den Befehl, unserem Denken gemäss zu handeln. Durch unser Denken mehren wir unsere innere Harmonie oder stören sie.

Was wir also brauchen, ist eine geistige Erneuerung, Gedankendisziplin und Gedankenumstellung. Der Körper ist nur das Spiegelbild unseres Denkens.

Man kann seine Lebensprobleme nicht nur durch eine besondere Ernährung lösen, aber man kann sich mit falscher Ernährung viele Probleme unnötig schaffen. Ernährungsfanatiker kommen meist nicht mit dem Leben zurecht und versuchen, das durch noch strengere Ernährung zu bessern. Wenn ich aber eine verhaltensbedingte Krankheit habe, kann ich sie nicht durch geänderte Ernährung beeinflussen.

Richtig ernähren heisst vor allem, täglich vitale, also lebendige Nahrung zu sich zu nehmen. Dazu gehört Salat, Nüsse, Früchte, Körner und Gemüse. Vital heisst möglichst frisch.

Meiden sollten wir dagegen alles, was mit weissem Mehl und weissem Zucker zubereitet ist, weil dies dem Körper lebenswichtige Stoffe entzieht.

Meiden sollten wir auch die Genussgifte wie Alkohol, Nikotin, Koffein, weil wir ohnehin viele Umweltgifte akzeptieren müssen, die wir mit der Luft und dem Wasser zu uns nehmen.

Wir sollten uns in einem Beruf erfüllen und unsere Freizeit richtig nutzen, das heisst auch, dem Körper genügend Bewegung verschaffen. Den Aufenthalt in der Natur, die frische Luft und Sonne brauchen wir, um wirklich gesund zu bleiben.

Wir sollten auch genügend trinken, denn die meisten Menschen trinken zuwenig.

Wenn wir die folgenden Regeln beachten, können wir nicht nur 11 Jahre länger leben — wir sind auch bis ins hohe Alter gesünder.

Die 7 goldenen Regeln, um 11 Jahre länger zu leben!

Das Gesundheitsministerium von Kalifornien hat in Zusammenarbeit mit der Universität von Los Angeles unter der Leitung von Professor Dean Lester Breslow und Professor James Engstrom ein umfassendes Gesundheitsprogramm erarbeitet und an 7000 Kaliforniern erprobt. Die Hochrechnung ergab, dass sich die Lebenserwartung beim Mann durch Einhaltung dieser Regeln um 11 Jahre, bei der Frau um 7 Jahre erhöht.

1) Jeden Tag mindestens 7 bis 8 Stunden schlafen. Aber nicht länger als 9 Stunden schlafen.

2) Jeden Morgen regelmässig und in Ruhe frühstücken.

3) Die Mahlzeiten regelmässig und in Ruhe einnehmen und zwischen den Mahlzeiten absolut nichts essen.

4) Übergewicht sofort abbauen und künftig vermeiden.

5) Weniger, besser keinen Alkohol trinken, dafür aber täglich 2 1/2 Liter Flüssigkeit trinken. Weniger Kaffee oder schwarzen Tee trinken und nicht nur Mineralwasser, sondern Kräutertee und stille Mineralwasser ohne Kohlensäure trinken, wie Contrex, Vitell, Evian.

6) Das Rauchen völlig einstellen!!!

7) Regelmässiges Körpertraining durch tägliche Fitnessübungen betreiben.

Warum bin ich nicht gesund?

Die verborgene Ursache meiner Krankheit

Mit Gesundheit meine ich nicht nur Leistungsfähigkeit und Wohlgefühl, sondern den harmonischen geistigen und psychischen Zustand, der zu Gelassenheit und zu einem klaren Bewusstsein führt, aus dem vollkommene Gesundheit entsteht.

Ergänzen Sie spontan, ohne zu überlegen, die folgenden Sätze:

Ich will gesund werden, weil ....
Ich will gesund werden, weil ....
Ich will gesund werden, weil ....

Wenn ich nicht mehr krank wäre, dann ....
Wenn ich nicht mehr krank wäre, dann ....
Wenn ich nicht mehr krank wäre, dann ....

Wenn ich gesund bin, dann ....
Wenn ich gesund bin, dann ....
Wenn ich gesund bin, dann ....

Wenn ich gesund wäre, dann müsste ich ....
Wenn ich gesund wäre, dann müsste ich ....
Wenn ich gesund wäre, dann müsste ich ....

Meine Krankheit hat den Vorteil, ...
Meine Krankheit hat den Vorteil, ...
Meine Krankheit hat den Vorteil, ...

Gibt es schwerwiegende Gründe, krank zu sein/zu bleiben?
Welche Hindernisse habe ich erkannt, um gesund zu werden?
Welche Konsequenzen ergeben sich daraus?
Trauen Sie sich zu, eine Änderung herbeizuführen?
Wenn nein, was/wer könnte helfen?

Meine bisherigen Krankheiten (Symptome)

Organ	Symptom	Bedeutung		Situation	Ursache	Konsequenz	Affirmation	Armtest
Körperteil/ Ort der Belastung?	Art der Belastung	körperlich	geistig	Zeitpunkt (Lebenssituation)	Welche falsche Entscheidung? Warum? Befürchtung? Was habe ich blockiert, nicht gelebt/ zugelassen?	Welche neue Entscheidung? Bedeutung für mein Leben? Bin ich bereit? Befürchtungen? Wann tue ich es?	Geistiges Medikament	Ursache/ Energie erkannt, beseitigt?

Lebenskraft und Gesundheit

Die Lebenskraft und der Gesundheitszustand eines Menschen prägen sich deutlich im Gesicht aus und damit auch das ungefähre Alter, das ein Mensch erreichen kann.

Die Wangenknochen zeigen die Widerstandskraft und Belastbarkeit des Menschen an. Je ausgeprägter und hervorstehender sie sind, desto belastbarer ist der Mensch.

Die Fülle der Ohrläppchen zeigt die Drüsenfunktion.

Das Haar die Lebens- und Nervenkraft.

Das obere Augenlid und der eventuell eingefallene Bereich zwischen dem Augenlid und dem Augenwulst zeigen, ob die Batterie der Nervenkraft gefüllt oder erschöpft ist.

Das untere Augenlid zeigt den Stand der Lebenskraft.

Das Kinn zeigt die Willenskraft und physische Belastbarkeit an.

Starke Sexualenergie erkennt man am vollen unteren Augenlid und am kräftigen Nacken. Das sexuelle Bedürfnis an der vollen Unterlippe und am Blick.

Dichte Augenbrauen zeigen die Konzentration der Lebenskräfte.

Der Daumenberg zeigt die Vitalkraft an.

Die Schläfen sind der Reserveanzeiger der Lebensbatterie. Wenn sie eingefallen sind, laufen sie bereits auf Reserve.

Die Wangen zeigen die Fülle der Herzkraft.

Die Haut die vorhandene oder fehlende Strahlung der Lebenskraft.

Die Breite über den Ohren zeigt die geistige Belastbarkeit an.

Ein gesunder Mensch sollte also haben: Sichtbare Jochbeine und volle Wangen. Volles glänzendes Haar, volle Augenlider und ein ausgeprägtes Kinn. Dichte Augenbrauen, volle Schläfen und einen kräftigen Nacken. Genügend Kopfbreite über den Ohren und eine gute Hautfarbe.

Jung und vital bis ins hohe Alter

Physisches, äusseres Verhalten

Mässig aber regelmässig bewusst und in Ruhe lebendige Vollwertnahrung essen und gründlich kauen. Viel reifes Obst und frische Rohkost (Salat, Gemüse), wenig, besser gar kein Fleisch essen – niemals Schweinefleisch zu sich nehmen.

Trennkost beachten! Kohlehydrate und Eiweiss möglichst nicht gleichzeitig essen. Ergänzungsernährung durch Vitamine und Mineralstoffe.

Säurefrei (basisch PH 7,5) ernähren. Gesundes Fasten – jede Woche einen Tag, jedes Jahr 2x1 Woche. Nicht nach 18 Uhr essen. Genügend trinken, aber nicht während des Essens. Wenig, möglichst keinen Alkohol/Kaffee/Tee/Orangensaft trinken.

Nur «Gesegnetes» essen und Reines trinken, Idealgewicht halten durch gesunde Ernährungsweise und Mentaltraining. Täglich für natürlichen Stuhlgang sorgen.

Für genügend Bewegung und aufrechte Haltung sorgen. Bewusst richtig atmen: Gesundheit und Vitalität einatmen!

Einmal täglich schwitzen. Viel frische Luft und Sonne. Den Körper rein halten. Nicht rauchen.

Täglich 7–8 Stunden schlafen – vor Mitternacht beginnen. Regelmässig Mittagsschläfchen halten.

Möglichst in ländlicher Umgebung leben und natürlich kleiden. Auf «geistigen Stoffwechsel» achten – bewusste Transformation.

Geistiges Verhalten – Jungbrunnen der richtigen Lebensphilosophie

Seine wahre Berufung als Beruf ausüben. Erfolg-reich sein auf allen Ebenen des Seins.

Geistig beweglich und gelassen sein und bleiben. Bereit sein, sich zu verändern, zu entwickeln und zu entfalten.

Ärgern verlernen. Richtige Entspannung und Erholung lernen. Keinen Stress zulassen. Sich auch geistig richtig ernähren.

Täglich Psychohygiene – loslassen, was nicht mehr zu mir gehört. Schuldgefühle auflösen – Vergangenheit bereinigen.

Wirklich positiv denken und handeln – Humor bewahren – Optimist sein. Alle Probleme als Aufgaben des Lebens erkennen, annehmen und gleich richtig lösen. Den Augenblick erfüllen.

«Selbst»-bewusst sein. Erkennen: Mein wahres Selbst ist jung, gesund und unsterblich – ich werde immer sein.

Aufgabe und Sinn seines Lebens erkennen und ein sinnerfülltes und glückliches Leben führen.

Seelisches Verhalten – Erfüllung finden

Angst erkennen und auflösen – durch Geborgenheit ersetzen. Lebendig und spontan sein – gern und bewusst mit Freude leben.

Lachen, freuen und glücklich sein. Ja sagen zu sich und dem Leben.

Das Leben und die Menschen lieben – wer liebt, lebt gesünder. Dankbar sein und das Leben als Geschenk erkennen.

Sich regelmässig mit Freude Zeit für Meditation und Gebet nehmen. Denken, Reden, Fühlen und Handeln ausrichten auf Gott.

Wer alle Punkte hundert Jahre lang beachtet, wird alt, bleibt gesund und hat eine Traumfigur!

Der TEPPERWEIN-TEST:

SO ALT IST IHR KÖRPER WIRKLICH!

Alt werden und doch jung bleiben, das muss kein Widerspruch sein. Manche sind mit sechzig noch fit wie Dreissigjährige, während andere schon Mitte Zwanzig alt wirken. Wie alt Ihr Körper wirklich ist, das können Sie mit diesem Test feststellen. Er basiert auf wissenschaftlichen Erkenntnissen und liefert klare Hinweise für eine oft dringend erforderliche Änderung der Lebensweise. Dazu ist es nie zu spät.

Wohnort	**Jahre**
Wohnen Sie in einer Grosstadt?	+1
Wohnen Sie auf dem Land?	-1
Für jeden Umzug:	+½

Alter und gesundheitliche Situation der Familie	
Ein Grosselternteil wurde 85 Jahre alt.	-2
Alle vier Grosseltern wurden 85 Jahre alt.	-6
Ein Elternteil starb vor dem 50. Lebensjahr an einem Herzinfarkt oder Schlaganfall.	+4
Ein Elternteil oder eines Ihrer Geschwister leidet oder litt an Krebs, Diabetes oder einer Herzkrankheit.	+3
Ist Ihr Vater über 70? Pro 5 Jahre vollendet:	-½
Ist Ihre Mutter über 75? Pro 5 Jahre vollendet:	-½
Starb Ihr Vater vor seinem 65. Lebensjahr?	+½
Starb Ihre Mutter vor ihrem 70. Lebensjahr?	+½
Ist Ihr Partner oder ein Kind gestorben?	+3

Ausbildung und Lebenssituation	
Haben Sie Abitur?	-1
Haben Sie einen Universitäts- oder Hochschulabschluss?	-2
Sind Sie älter als 65 und noch berufstätig?	-3
Leben Sie mit einem Partner ständig zusammen?	-5

Sind Sie nach dem 25. Lebensjahr alleinlebend:	
bis 10 Jahre	+1
bis 20 Jahre	+2
bis 30 Jahre	+3
bis 40 Jahre	+4
bis 50 Jahre	+5

Lebensweise

Werden Sie morgens vom Wecker geweckt?	+1
Wachen Sie meistens von selbst auf?	-1
Frühstücken Sie regelmässig in Ruhe?	-½
Essen Sie morgens nur Obst?	-3
Trinken Sie täglich mindestens 2 Liter Flüssigkeit? (Milch zählt nicht als Flüssigkeit)	-1
Wenn Sie deutlich weniger trinken:	+½
Essen Sie regelmässig in Ruhe?	-½
Sind Sie ein hastiger Esser?	+½
Essen Sie nichts zwischen den Mahlzeiten?	-½
Essen Sie regelmässig oder oft etwas zwischendurch?	+1
Essen Sie viel Obst, Gemüse, Vollkornprodukte?	-2
Essen Sie täglich Fleisch?	+2

Der TEPPERWEIN-TEST:

SO ALT IST IHR KÖRPER WIRKLICH! - Teil II

Trinken Sie Alkohol? Nie oder ganz selten:	-1
Regelmässig mehr als täglich 2 Bier, 2 Klare, 2 Gläser Wein:	+5
Trinken Sie täglich mehr als 4 Tassen Kaffee oder Tee oder mehr als zwei Gläser Coca-Cola oder Limonade?	+1
Rauchen Sie? Nein:	-2
Wenn ja, pro Packung täglich:	+2
Sind Sie leicht erregbar, gespannt und aggressiv?	+3
Sind Sie leichtlebig und entspannt?	-3

Sind Sie mit Ihrem Leben zufrieden?	-1
Sind Sie ein Optimist?	-2
Haben Sie öfter ein seelisches Tief?	+½
Sind Sie meistens oder ständig unglücklich?	+2
Ärgern Sie sich oft?	+2
Streiten Sie sich manchmal?	+½
Haben Sie sehr oft Streit?	+1
Haben Sie hohe Schulden?	+3
Sind Sie Schreibtischarbeiter?	+3
Sind Sie mit Ihrer Tätigkeit zufrieden?	-½
Sind Sie mit Ihrer Tätigkeit unzufrieden?	+1
Ist Ihr Beruf Ihre Berufung?	-2
Arbeiten Sie regelmässig hart?	-3
Geraten Sie leicht in Stress?	+3
Geraten Sie nur gelegentlich in Stress?	+1
Hatten Sie im letzten Jahr ein Bussgeld wegen einer Geschwindigkeitsübertretung?	+1
Ist Ihr Familienleben harmonisch?	-1
Ist Ihr Familienleben gespannt?	+2
Für jede Scheidung:	+1
Lehnen Sie ein Familienmitglied ab?	+1

Gesundheitliche Situation

Sind Sie oft erkältet?	+1
Sind Sie häufig krank?	+2
Ist Ihr Blutdruck über 150/90?	+1
Ist Ihr Blutdruck über 170/100?	+3
Ist Ihr Blutdruck über 200/110?	+5
Haben Sie manchmal Kreislaufprobleme?	+1
Haben Sie häufig oder ständig Kreislaufprobleme?	+2
Sind Sie herzkrank?	+3
Hatten Sie einen Herzinfarkt?	+5
Für jede Operation, die Sie hatten:	+2
Liegt Ihr Cholesterinspiegel über 220?	+1
Haben Sie Rheuma?	+4
Haben Sie Diabetes?	+3
Haben Sie Asthma?	+2
Hatten Sie bereits eine Lungenentzündung?	+½

Gehen Sie zweimal jährlich zum Zahnarzt?	-½
Gehen Sie nur zum Zahnarzt, wenn Sie Schmerzen haben?	+1
Nehmen Sie oft Tabletten?	+2
Nehmen Sie ständig Tabletten?	+3
Haben Sie oft Angst?	+2
Haben Sie ständig Angst?	+3

Der TEPPERWEIN-TEST:

SO ALT IST IHR KÖRPER WIRKLICH! - Teil III

Haben Sie Ihr Idealgewicht?	-1
Pro 10 Pfund Übergewicht:	+1
Tun Sie regelmässig etwas für Ihre Fitness? Eine mindestens halbstündige, anstrengende Betätigung wie Laufen, Schwimmen, Tennis usw.:	
Fünfmal wöchentlich	-4
Zwei bis dreimal wöchentlich	-2
Tanzen Sie häufig?	-2
Tanzen Sie manchmal?	-½
Schlafen Sie 10 und mehr Stunden pro Nacht?	+4
Hören Sie regelmässig erfüllende Musik?	
Pro Stunde täglich:	-1
Meditieren oder beten Sie täglich?	-2
Lieben Sie sich selbst?	-2
Möchten Sie gern alt werden?	-2

Prüfen Sie jede Spalte sorgfältig, und beantworten Sie die Frage ehrlich. Jede Zahl mit einem Pluszeichen zählen Sie zu Ihrem jetzigen Alter dazu, jede Zahl mit einem Minuszeichen ziehen Sie von Ihrem jetzigen Alter ab.

Das Endergebnis ist dann Ihr tatsächliches biologisches Alter!
Die Frage ist nicht, wie *alt* man wird,
sondern *wie* man alt wird.

Der TEPPERWEIN-TEST:

SO BERECHNEN SIE, WIE ALT SIE WERDEN

Errechnen Sie Ihr tatsächliches biologisches Alter. Liegt es unter Ihrem Lebensalter, können Sie die Differenz zu der statistischen Lebenserwartung von 74 Jahren hinzuzählen. Ihre Lebenserwartung erhöht sich um die Differenz.

Liegt Ihr tatsächliches Alter über Ihrem Lebensalter, müssen Sie die Differenz von der statistischen Lebenserwartung von 74 Jahren abziehen. Zusätzlich sind noch folgende Faktoren zu berücksichtigen:

Geschlecht	**Jahre**
Sind Sie ein Mann?	-3
Sind Sie eine Frau?	+3

Lebensalter	
Sind Sie jetzt zwischen 30 und 40 Jahre?	+2
Sind Sie jetzt zwischen 41 und 50 Jahre?	+3
Sind Sie jetzt zwischen 51 und 70 Jahre?	+4
Sind Sie jetzt über 70 Jahre?	+5

Das Endergebnis zeigt Ihnen Ihre individuelle Lebenserwartung. Bedenken Sie aber, dass nicht alle Faktoren berechnet werden können. Liebe und Lebensfreude können Ihr Leben nicht nur beträchtlich verlängern, sondern vor allem schöner und erfüllender machen.

Sinn und Ursache von Krankheit

Das Nachlassen oder der Verlust von Selbst-Identifikation erzeugt im Selbst Disharmonie. Durch die Identifikation mit dem Körper, dem Ego, der Persönlichkeit spüre ich die Disharmonie im Selbst nicht, solange ich das Zentrum der Wahrnehmung im Körper habe. Das Selbst projiziert diese Disharmonie auf den Körper, solange dort das Zentrum der Wahrnehmung durch Identifikation ist. Dort nehme ich dann zwangsläufig durch die Identifikation die Disharmonie wahr, und zwar als Schmerz, Symptom, Bewegungseinschränkung, als das, was wir Krankheit nennen.

Dadurch werden der Körper, das Ego, die Persönlichkeits-Identifikation zunehmend unangenehmer und schmerzhafter. Das Selbst will sich so zwingen, aus der Illusion des Ich in die Selbst-Identifikation zurückzukehren.

Tue ich das nicht, zerstört diese Disharmonie letztlich den Körper und beendet dadurch zuverlässig die Identifikation mit dem Ego und der Persönlichkeit, beendet die Illusion des Ich.

Tue ich das aber und kehre in die Selbst-Identifikation zurück, wird der Schmerz, das Symptom, die Beschränkung sofort nicht mehr wahrgenommen, da das Zentrum der Wahrnehmung wieder im Selbst liegt.

Gleichzeitig beendet die erfolgte Selbst-Identifikation die Disharmonie und beseitigt so die Ursache der Krankheit. Der Körper wird so «vom Selbst» wieder gesund, weil der harmonische Zustand «Selbst-Identifikation» wieder hergestellt ist. Das Ziel der Evolution, das Spiegeln des Selbst in der Materie, in der Illusion des Ich, im Ego und der Persönlichkeit, also in der scheinbaren Individualität kann harmonisch stattfinden, ohne mich selbst zu vergessen, also im vollen Selbst-Bewusstsein.

Die Botschaft des Körpers erleben

Intensiver als alles Wissen um die Zusammenhänge ist es, die «Sprache der Organe» durch eine innere Betrachtung zu erleben. Wir können in einen direkten Kontakt mit unserem Organismus treten, in ein inneres Zwiegespräch, in dem wir einfühlend verstehen, was unser Körper uns sagen will.

Das geschieht in einer «Wanderung durch unseren Körper» und in einem intensiven Einfühlen und Einswerden mit jedem einzelnen Organ, so dass wir die Störung «erleben» und gleich bearbeiten können.

Was zu tun ist, muss für jeden einzelnen individuell entwickelt werden. Die Vorstellungsbilder dürfen nicht mit der Einstellung des Betroffenen kollidieren. Eine vorgeschlagene Übung «Die weissen Blutkörperchen fressen nun die kranken Zellen auf und vernichten sie» kann zu einer Kollision mit der Einstellung «Du sollst nicht töten» führen. Diese Vorbehalte sind zu beachten, damit es nicht zu einem inneren Widerstand gegen die Übungen kommt. In einem solchen Fall kann die Vorstellung hilfreich sein, die kranken Zellen werden von freundlichen Pflegern geheilt oder aus dem Organismus «entlassen».

Ausserdem ist es wichtig, diese Imaginationsübung regelmässig, wenigstens einmal am Tag, über einen längeren Zeitraum durchzuführen (mindestens 6 Wochen). Hinzu kommt, dass die Imaginationsübungen nicht als Pflicht «absolviert» werden sollten, sondern freudig erlebt werden, denn nur so sind sie voll wirksam.

Die volle Wirkung kann nur einsetzen, wenn wir die Botschaft der Störung verstanden und befolgt haben, das heisst, die Konsequenzen zur Gewohnheit werden lassen und unser Leben entsprechend ändern.

Fassen wir zusammen:

Der Körper kann von sich aus nicht krank werden, er ist nur die Projektionsfläche meines Bewusstseins. Er ist wie eine Leinwand, die von sich aus keine Bilder auf sich selbst werfen kann.

Meine Gedanken sind der Film, und mein Bewusstsein entscheidet, welcher Film läuft.

Deshalb hat es auch keinen Sinn, Löcher in die Leinwand zu schneiden, wenn mir der Film nicht gefällt (Operationen), oder die Leinwand immer wieder weiss zu streichen (Symptomatische Behandlung).

Wenn ich im wahren «Selbst-Bewusstsein» lebe, dann kann mein Körper gar nicht krank werden, weil nur heile, vollkommene Bilder entstehen.

Mein Körper signalisiert mir durch meine Krankheit nur: «Du bist nicht der, der Du in Wirklichkeit bist» und: «Du bist nicht in der Liebe, vor allem fehlt Dir Liebe zu Dir selbst, zu Deinem wahren Selbst.»

Darum ist Krankheit in Wirklichkeit unser Freund und Helfer, um wieder zu uns selbst zu finden, um im Bewusstsein unseres wahren Selbst' zu leben.

Daher wäre es auch die schlimmste Krankheit, nicht mehr krank werden zu können, denn wir würden dann keine Information mehr bekommen, dass und wo wir vom Weg abgekommen sind, und wir könnten keine Korrektur vornehmen.

Daher sollten wir dankbar sein für die Botschaft unseres Körpers und die Chance nutzen, sofort auf den richtigen Weg zurückzukehren und immer mehr der zu werden, der wir wirklich sind: «Vollkommenes Bewusstsein».

Die «Botschaft des Körpers» zu befolgen ist der zweitbeste Weg. Er führt sicher zum Erfolg, und es wäre schön, wenn alle Menschen dies schon einmal tun würden.

Der beste Weg ist, nicht erst zu warten, bis der Körper Botschaften schickt, sondern vorher das «Not-Wendige» zu tun.

Der Mensch ist ein geistiges Wesen, frei von Geburt, Krankheit, Alter und Tod. Unser sichtbares Geborenwerden, Krank- und Älterwerden und letztlich Sterben, hat damit nichts zu tun, weil es nicht unser wahres Selbst betrifft, sondern nur unseren Körper. Der Bewohner des Körpers ist ein individualisierter Teil des einen Bewusstseins und damit unsterblich. Aber es ist unsere Pflicht, den Körper in einem guten Zustand zu halten, bis wir auch unsere «geistige Geburt» vollendet haben. Unser Schöpfungsauftrag lautet, gesund und glücklich in der Fülle zu leben und jung zu bleiben, auch wenn wir alt werden. Dazu müssen wir unser Denken, Fühlen, Reden und Handeln in Einklang mit der Schöpfung bringen.

Der Körper ist immer eine Wirkung, niemals eine Ursache. Auch die sogenannten Alterskrankheiten sind nur die Information über ungelöste Aufgaben des Lebens. Immer wieder kann man es erleben, dass Menschen, die ein Leben lang krank waren, im Alter plötzlich frei von Krankheit sind, ja geradezu aufblühen. Krankheit und Leid sind nur die Folgen des Missbrauchs der Freiheit. Wenn der Körper nicht länger ein gebrauchsfähiges Instrument ist, muss ihn die Seele verlassen, gleichgültig, ob die Aufgabe erfüllt ist oder nicht, und sie setzt ihr Dasein auf einer anderen Ebene fort.

Viele Menschen fragen sich, wie ein Gott der Liebe das Leid überhaupt zulassen kann. Sie übersehen dabei, dass Leid weder gottgewollt, noch gottgefällig ist. Doch statt die Ordnung zu erkennen, glauben die Menschen an Zufall, Glück oder Pech. Die wahre Ursache von Krankheit und Leid ist stets das Denken bzw. das falsche Denken. Der Dichter sagt:

> Was uns trifft, entspringt dem Denken,
> geht aufs Denken stets zurück.
> Was uns trifft, quillt aus dem Denken,
> Denken regelt das Geschick.
> So wir, bösem Denken dienstbar,
> Worte oder Taten schufen,
> folgt das Leid dem Weltenlaufe
> wie das Rad des Zugtiers Hufen.
> So wir, reinem Denken dienstbar,
> Worte schaffen oder Taten,
> folgt das Glück dem Weltenlaufe,
> bleibt uns treu, wie unser Schatten.

Literaturverzeichnis

Ganzheitliche Gesundheit	Frauke Teegen Rowohlt Verlag Reinbeck, 1983
Krankheit als Weg	Thorwald Dethlefsen Rüdiger Dahlke C. Bertelsmann Verlag München, 1983
Das Augenübungsbuch	Lisette Scholl Verlag Gillessen-Orlopp Berlin, 1981
Die medizinische Hand- und Nageldiagnose	E. Issberner-Haldane Bauer Verlag Freiburg, 1963
Jede Minute sinnvoll leben	Marie-Luise Stangl Econ Verlag Düsseldorf, 1976
... und die Natur heilt doch	Dr. Klaus Ch. Schimmel Dr. Tony Schwaegerl Mosaik Verlag München, 1969
Macht und Geheimnis der frühen Ärzte	Jürgen Thorwald Knaur Verlag München, 1962

Geheimnisse von Gesundheit und Schönheit	Linda Clark Hermann Bauer Verlag Freiburg, 1969
Edgar Cayce und das Heilen	Mary Ellen Carter William A. McGarey Hermann Bauer Verlag Freiburg, 1980
Richtig Leben — Länger Leben	Hanns Kurth Ariston Verlag Genf, 1976
Heilung durch den Geist	Felix Riemkasten Verlag Richard Schikowsky Berlin, 1959
Krankheit — ein Körperstreik	Dr.med. H. Huebschmann Herder Verlag Freiburg, 1974
Heilen ohne Pillen und Spritzen	Anita Backhaus Hermann Bauer Verlag Freiburg, 1973
Gesund sein	Jean Palaiseul Albert Müller Verlag Zürich, 1973
Gesundheit von A-Z	Coriat/Erlich RLV-Verlag München, 1971

Wie funktioniert das? (Der Mensch und seine Krankheiten)	Meyers Lexikonverlag Mannheim, 1973
Reflexzonenarbeit am Fuss	Haug Verlag Hanne Marquard Heidelberg, 1975
Geistige Heilweisen	Dr.med. Joseph Gemassmer Verlag Die Oekumene des Geistes Berlin
Gesundheit, die aus der Natur kommt	Lutz Bernau Prof.Dr. A.E. Mey Ehrenwirth Verlag München, 1976
Ganzheitstherapie der Malignome	Gesellschaft der Ärzte für Erfahrungsheilkunde e.V. Heidelberg, Eigenverlag
Das hat mich geheilt, das hat mir geholfen	Hans Geisler Verlag Hermann Bauer KG Freiburg, 1974
Gesundheit — eine Utopie?	Manfred Köhnlechner Droemer Knaur Verlag München, 1977
Geheimes Wissen hinter Wundern	Max Freedom-Long Verlag Hermann Bauer KG Freiburg, 1965

Schicksal als Chance	Thorwald Dethlefsen C. Bertelsmann Verlag München, 1979
Die Aussenseiter der Medizin	Dr. Ilona Lenz und Dr. H. Herder Ritter Verlag Steinebach
Heilmethoden der Aussenseiter	Rudolf Schwarz Bertelsmann Ratgeberverlag, München, 1975
Wissen und Weisheit der alten Ärzte	Kurt Pollak Econ Verlag Düsseldorf, 1968
Geheimnisse der Lebensverlängerung	John A. Mann Sphinx Verlag Basel, 1982